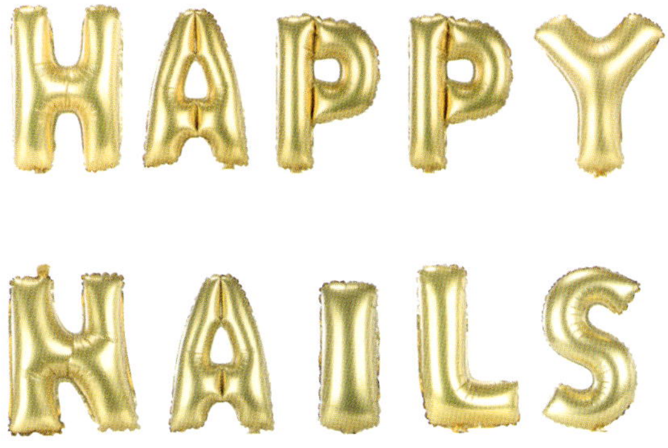
HAPPY
NAILS

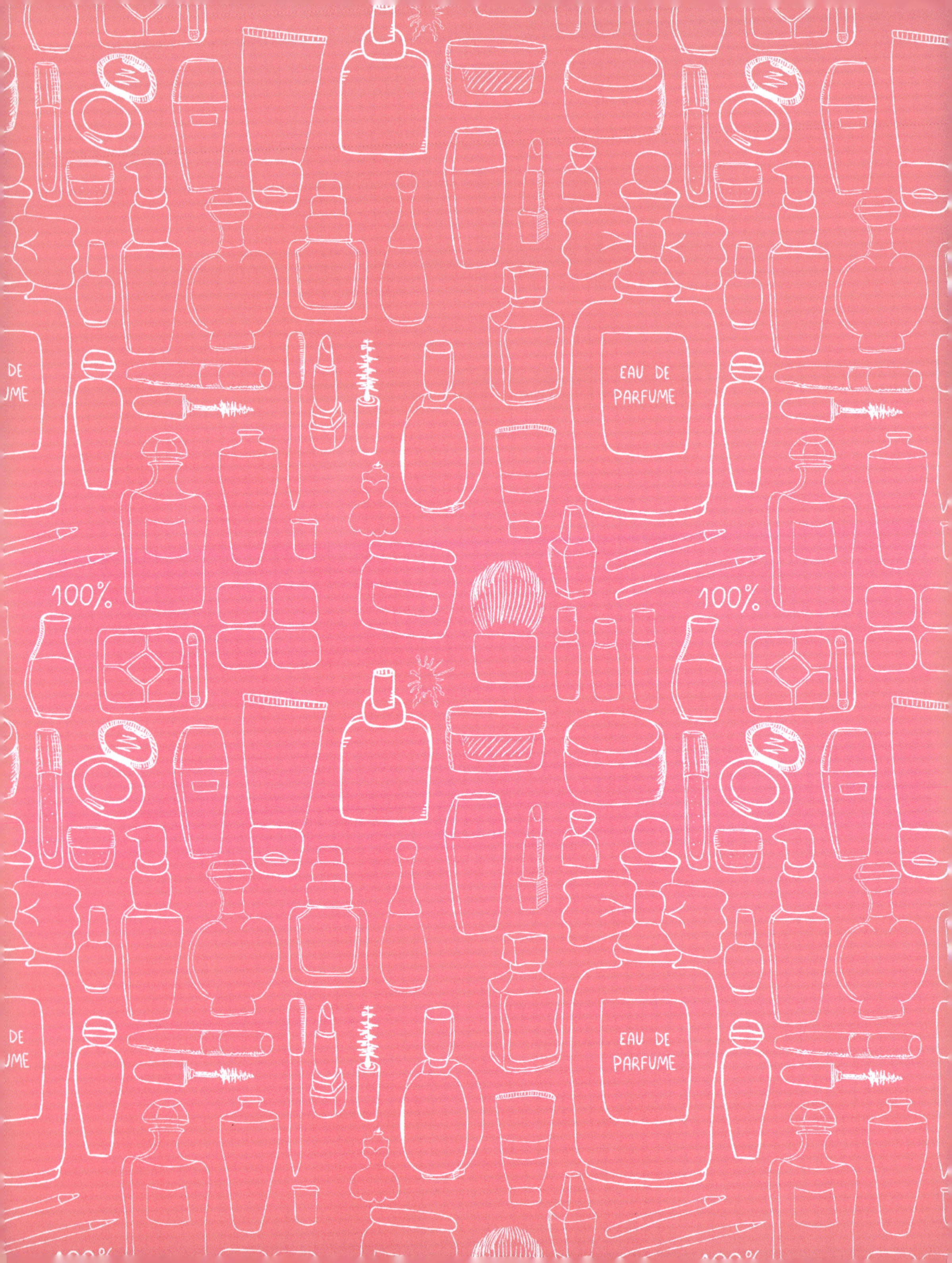
EAU DE
PARFUME
100%
EAU DE
PARFUME
100%

47 STYLES
MIT ANLEITUNGEN,
TRICKS & TIPPS

HAPPY NAILS

ANGESAGTE NAGELDESIGNS IM HANDUMDREHEN

ELFI DE BRUYN

EDITION FISCHER

INHALT

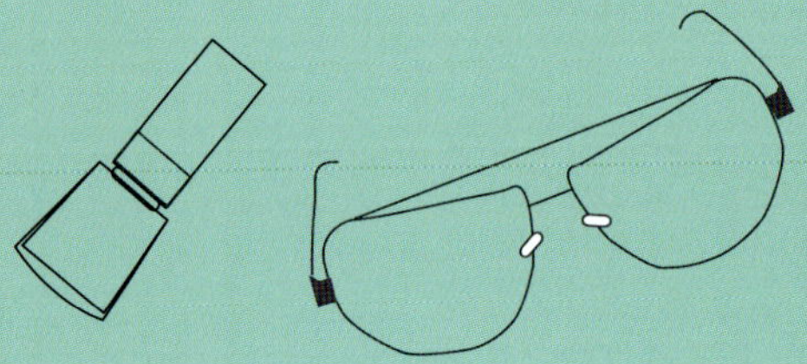

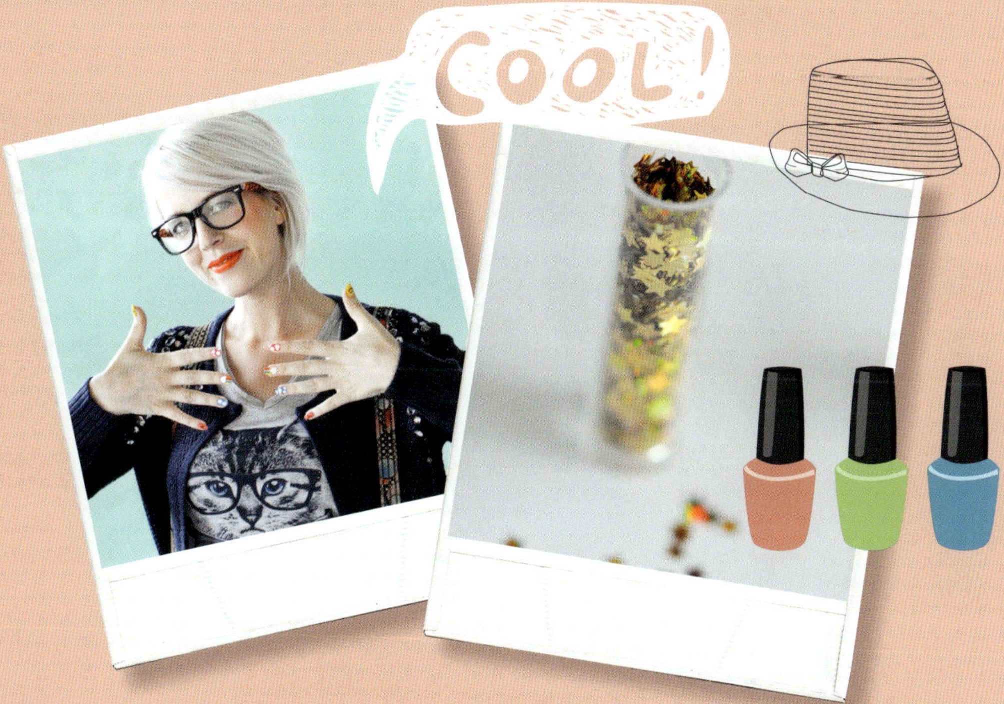
COOL!

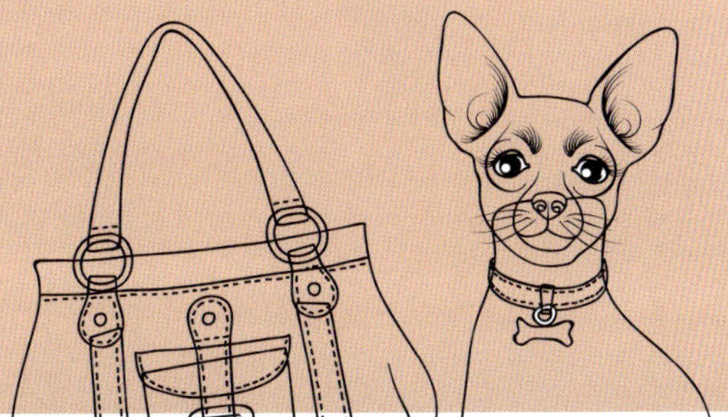

VORWORT

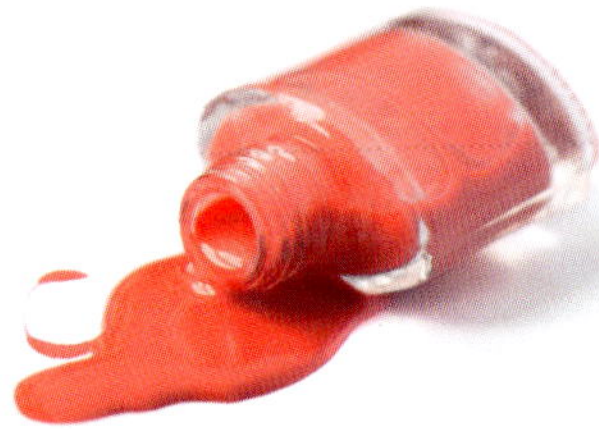

Kleine Mädchen werden groß. Gestern noch habe ich die Gespenster unter Deinem Bett verjagt. Heute schreibe ich ein Vorwort für Dein Buch und vergesse bei so viel Staunen fast meine Bewunderung für Dich. Ich warte schon sehnsüchtig auf die Überraschungen, die mich morgen erwarten werden.

Papa

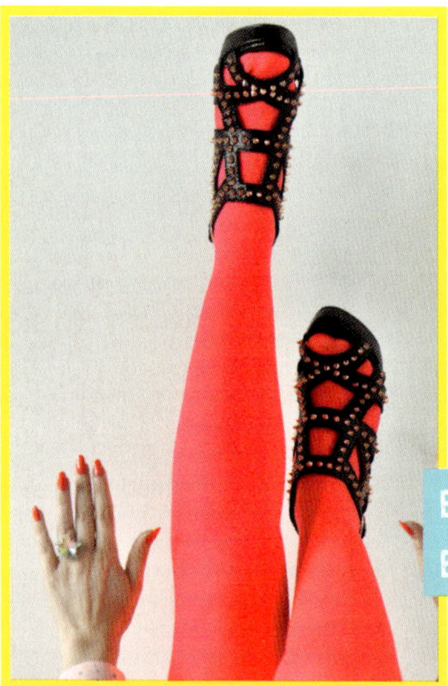

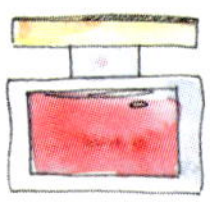

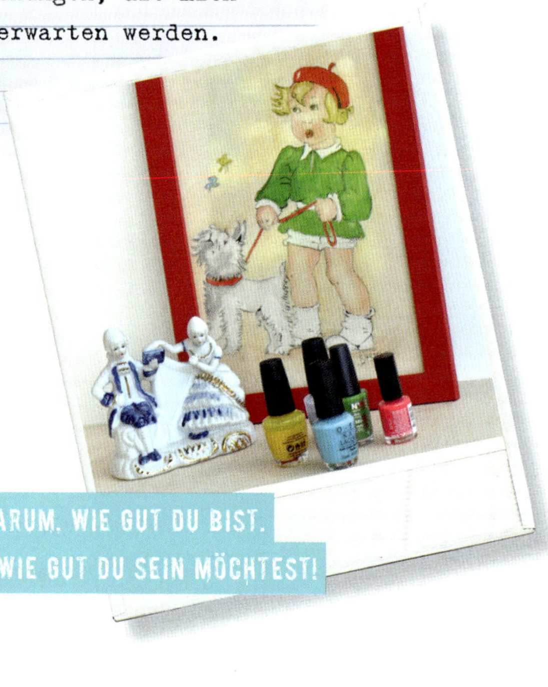

ES GEHT NICHT DARUM, WIE GUT DU BIST.
ES GEHT DARUM, WIE GUT DU SEIN MÖCHTEST!

DANK

Glück ist…

… Träume zu verwirklichen. Wie wundervoll! Dieses Buch zu schreiben – wundervoll! Happy Nails – und am allerwichtigsten: Dieses Glück mit allen zu teilen, die mich anspornen und unterstützen. Das macht mich überglücklich!

Paulien (Lannoo) – Mit Dir habe ich ein neues und überraschendes Kapitel in meinem Leben schreiben dürfen. Es wird Dich nicht überraschen, dass es nicht vieler Worte bedarf, um zu beschreiben, wie ich mich seit unserem ersten Treffen im Café (wo sich unsere Leidenschaften trafen) bis zum heutigen Endspurt gefühlt habe. Jippie ja je, echt cool … ich hatte einen Traum und Du hast an ihn geglaubt. Zusammen haben wir ohne Blut, aber mit viel Schweiß (Hitzewelle) und Tränen (auch das) daran gearbeitet. Ich danke Dir. Auf meiner Dankesliste stehst Du ganz oben.

ZUSAMMEN MIT …

Katrien (Grafik) – Schon bei unserem ersten Treffen wusste ich: Dieses Abenteuer wird der Wahnsinn!
Und ich sollte recht behalten. Für Deine Gastfreundschaft, Wärme, Deine lieben Worte, kreativen Geistesblitze und Deine Vorliebe für alles, was glitzert, werde ich Dir ewig dankbar sein. Du hast diesem Buch Deinen (unseren) Touch gegeben und für das kleine bisschen Magie gesorgt, in jeder Hinsicht …

Debbie (Make-up) – Wenn ich ein Zitat wählen müsste, das am besten zu Dir passt, dann wohl dieses: *True beauty comes from a loving heart.* Du hast mich zum Strahlen gebracht – oder, wie ich sagen würde, zum Glitzern –, daran gibt es keinen Zweifel!

LADIES TOGETHER WE NAILED IT! X

Mama, Papa, Robin – Ihr wisst inzwischen, dass ein Traum auch mit einem bösen Erwachen enden kann. Aber auch dann muss man wieder aufstehen: Wenn mich etwas aufrecht hält, dann ist es Eure bedingungslose Unterstützung und Motivation. Aber das gilt auch für Mammi und Pappie (meine Großeltern): Ich hoffe, oder besser gesagt, ich weiß, dass Ihr, trotz allem, stolz sein könnt. Und nicht zu vergessen: meine liebe Mams. Wenn Du das noch erleben könntest! Ihr lehrt mich, kreativ zu sein und gebt mir den Freiraum, damit ich ich selbst sein kann. Das Beste kommt erst noch; dieser Gedanke sitzt tief in meinem Herzen und ich widme ihn Euch.

Meine Hunde – Bonbon und Babelutte: Pfoten hoch!

Meine lieben Freundinnen – Aude, Chloe, Thais, Froe, Liesbeth, Freya, Cindy, Petra, Lynne, Carole, Vero (auch Du, Matthias!) und alle anderen … Your cheers did all the work!

Aber allen voran Du, liebe Aude – Deine kleinen Botschaften (rosa Herzchen und Faust) haben mir immer wieder neue Kraft gegeben. Da Worte nicht ausreichen, habe ich mir für Dich ein extra Thema ausgedacht. Eine liebe Person mit viel Fröhlichkeit = Das bist Du!
Du bist so geheimnisvoll wie die Halbmonde auf Seite 36. Ich danke Dir – die Seite ist allein für Dich!

Chloe – Du warst mir stets eine gute Freundin. Du hast mich in dieser wohl spannendsten Phase meines Lebens immer wieder aufgefangen. Und wenn mir nichts mehr einfiel, hast Du dafür gesorgt, dass die Ideen zurückkehrten. Für Dein fröhliches und spritziges Naturell schrieb ich das Kapitel „Noch mehr Glitzer".

EURE FREUNDSCHAFT IST MIR WICHTIG.

Laurens und Janique (Euforie) – zu einem tollen Laden gehören auch tolle Klamotten. Das ist doch klar. Aber erst durch Euch wurde die Zusammenarbeit so besonders. Ihr wart einfach super!

Yassmine (Client Latern) – Ich lasse Dir stets freie Hand. Dir gelingt es immer wieder, einen aufregenden Look in mein Haar zu zaubern – egal, ob lila, rosa oder einfach nur blond. Mein Haar und Du = Hammer!

Lieber Timo – Ich liebe es, mit kreativen Leuten zusammenzuarbeiten. „Jeder macht sein Ding und hat seinen Stil", sag ich immer. Genau das ist Dir mit dieser tollen Website gelungen: www.glamatheart.com! Tausend Dank!

Delphine (Beauty Queen) – zuerst kam ich in Deinen traumhaften Laden, um meine OPI-Nagellacke und andere Materialien zu kaufen, doch mittlerweile verbindet uns eine überraschende Freundschaft. Möge es noch viele solcher Überraschungen geben!

Sofie, Christel und meine lieben Kollegen – hoffentlich kann ich meine Kreativität jeden Tag aufs Neue mit Euch teilen; schließlich ist das hier nur der Anfang. Auch ich lerne (noch) jeden Tag dazu und liebe es!
Danke, dass Ihr Euer Wissen und Eure Leidenschaft mit mir teilt. Euer „Glauben" an meinen Traum hat mich weit gebracht, und hoffentlich wird die Reise noch abenteuerlicher!

Katy Perry für ihre fröhlichen Songs.

IHR ALLE!

Jeden Tag darf ich ganz ich selbst sein. Jeden Tag teile ich meine Kreativität mit Euch und bekomme supertolle Rückmeldungen. Eure Wärme, Eure lieben Worte und Eure Inspiration sind die Kirschen auf meiner (Traum-)Torte. Und dafür bin ich unglaublich dankbar.

Was macht Dich glücklich? Nägel lackieren? Dann lackiere Deine Nägel! Tu, was Dir Spaß macht, denn …

NAIL-ART MUSS NICHT PERFEKT SEIN, SIE MUSS VOR ALLEM SPASS MACHEN!

Für immer Deine

Elfi x

ICH BIN ELFI, 28 JAHRE, UND KOMME AUS ANTWERPEN.

„Ich mag die kleinen Dinge des Lebens: Ponys, Sneakers, Kuchenbacken, ganz viel Glitzer und knalligen Nagellack - und wenn möglich: eine andere Nagellackfarbe für jeden Nagel!"

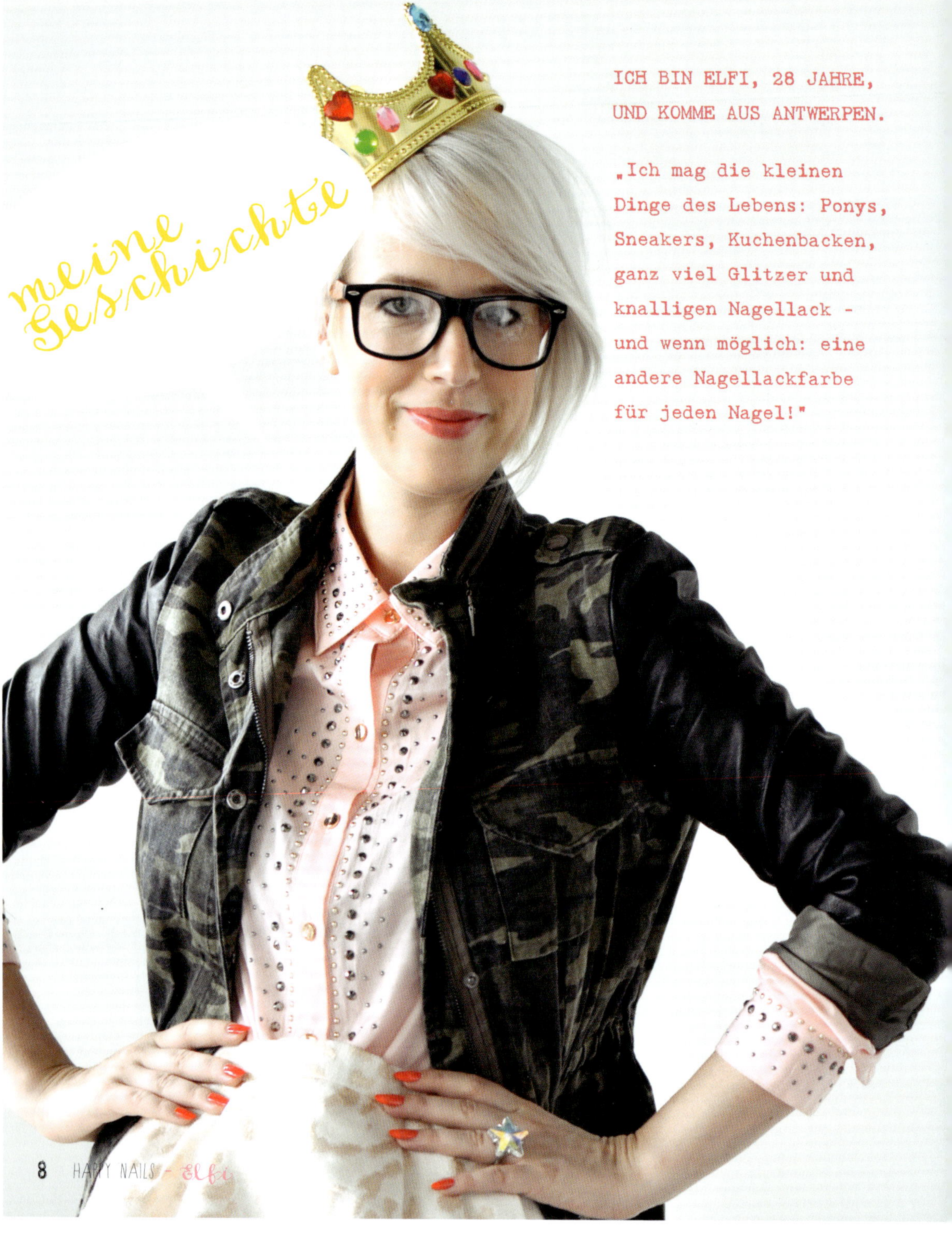

Als ich klein war, fuhren meine Eltern, mein Bruder und ich in den Sommerferien ans Meer. Mit zwölf Jahren – an Ferienromanzen war da noch nicht zu denken – freute ich mich besonders auf den Abendmarkt. Vor allem ein Marktstand ließ mein Mädchenherz höher schlagen. An diesem Stand gab es (damals noch unbekannte) Nagellacke in verschiedenen Farben, fein säuberlich aufgestellt in Viererreihen. Es war herrlich, die vielen bunten Farben anzuschauen. Beim Schauen allein blieb es nicht, denn jeden Sommer durfte ich mir ein paar neue Fläschchen Nagellack aussuchen. So entstand meine erste – schon recht umfangreiche – Sammlung. Meine Lieblingsfarben waren Dunkelblau, Neongrün, Gelb und Flieder. Meine Mama hat bis heute einige Lacke aufbewahrt.

„Vor Kurzem erwischte ich sie mit einem Fliederton auf den Nägeln. Nur zu gern hätte ich ihr da dieses Buch in die Hand gedrückt, in dem steht, dass Nagellack, je nach Qualität, nur gut zwei Jahre haltbar ist."

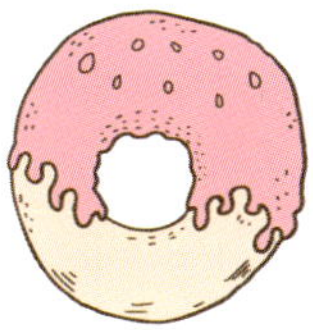

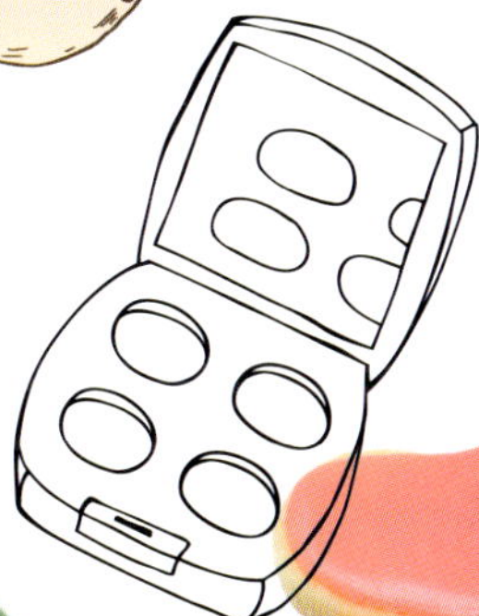

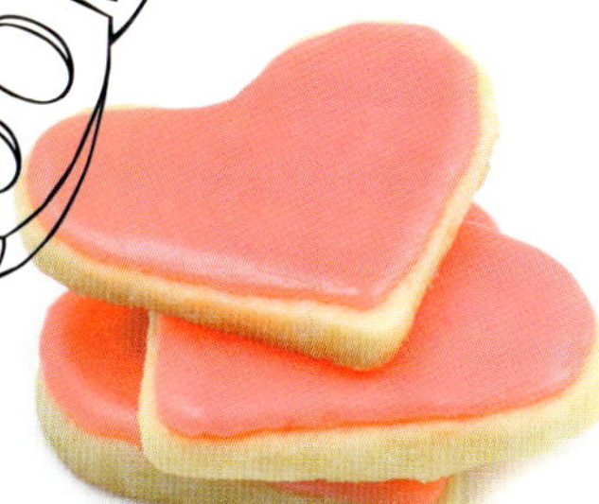

- TIPP -

Oder auch etwas länger. Einen guten Lack erkennst du an seiner Textur. Wenn die Farbe nicht mehr gleichmäßig verläuft und die Flüssigkeiten sich trennen, dann solltest du den Lack besser wegwerfen.

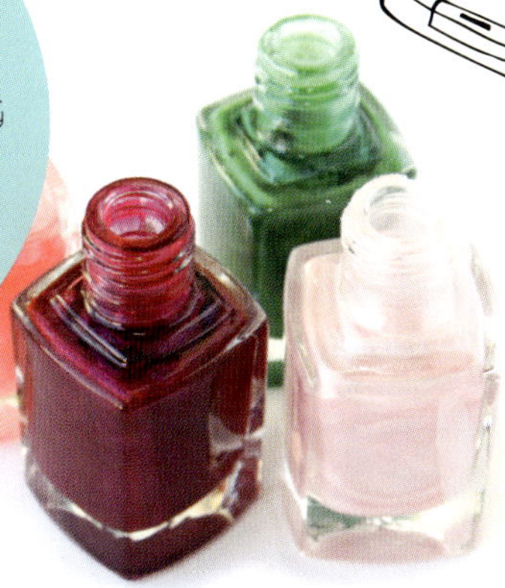

Kleine Mädchen werden groß, aber die Leidenschaft und Liebe, mit der man eine Farbe auswählt, ist geblieben.

„Schnell fand ich in Gent meinen Lieblingsort. Bei Beauty Queen konnte ich mir stundenlang die vielen Reihen mit Nagellack anschauen."

Als ich 20 war, ging ich für einige Zeit ins Ausland. Mein Freiwilligenjahr verbrachte ich in Thailand, wo ich in einer Dorfschule Kinder unterrichtete. Bald merkte ich, dass auch die Jungen mit großem Vergnügen (und unter viel Gekicher) ihre Nägel lackierten und die bunten Blumen auf ihren (langen) Fingernägeln stolz herumzeigten.

Am Wochenende fuhr ich manchmal mit dem Minibus von unserem Dorf im Nordosten nach Bangkok. Die zweistündige Reise war die Mühe wert, denn in der Hauptstadt erwartete mich ein Paradies für Shopper: Schuhe mit breiten Schnürsenkeln, kitschiger Modeschmuck, eine Überdosis Krimskrams ..., aber am meisten begeisterten mich die vielen Nail-Art-Stände in den großen Shopping-Malls. Dort saßen dann an einem Tisch bis zu sechs thailändische Mädchen, die damit beschäftigt waren, Nägel in kleine Kunstwerke zu verwandeln. Ein Nagel nach dem anderen wurde mit der Hand bemalt.

„Zurzeit findet man die Kawaii-Prints auch auf Fingernägeln. Popstars wie Katy Perry und Beyoncé peppen ihre lackierten Nägel mit den verrücktesten Prints auf - Love it!"

Nach drei Monaten kehrte ich nach Hause zurück und probierte es selbst aus. Ich wollte mich an Kunstnägel wagen, besser bekannt als Gelnägel. French Manicure war nichts für mich. Bald experimentierte ich mit Farbe und Glitzer (ganz viel Glitzer!), aber auch mit anderen Materialien wie Eisbonbons (mit Sprenkeln) und wackelnde Klebeaugen, und so arbeitete ich mich langsam vor zu Themen wie Weihnachten, Desserts (Donuts, Banana-Split) ...

„Viele halten meine Kreationen für sehr gewagt, aber ich finde, dass sie vor allem gute Laune machen."

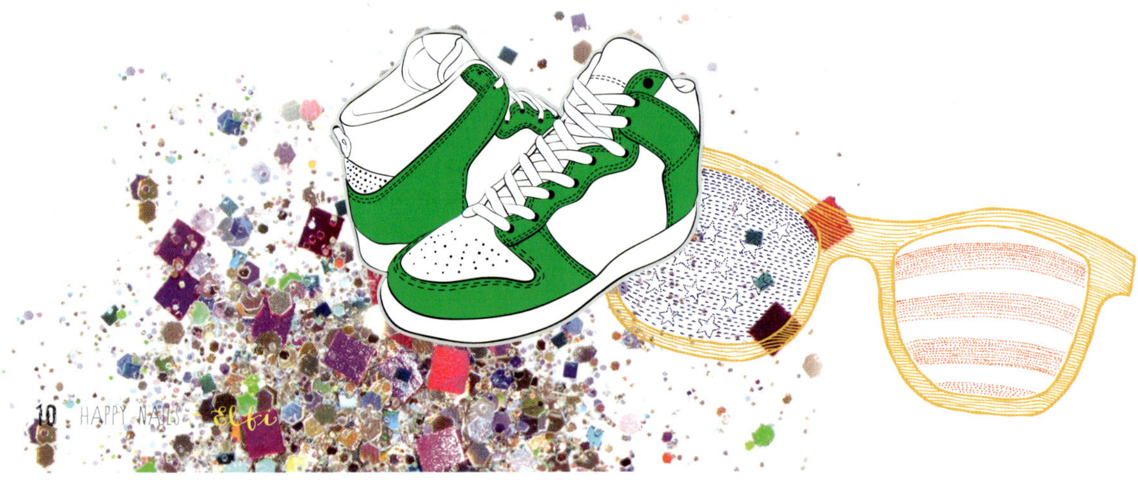

Es dauerte nicht lange, und immer mehr Mädels wollten meine Ideen ausprobieren. Nach drei Jahren verlegte ich mich wieder auf den heiß geliebten Nagellack und schrieb meinen eigenen Blog. Ich mag es, ständig neue Sachen auszuprobieren, andere Mädchen zu inspirieren und – vor allem – ihnen ein Lächeln ins Gesicht zu zaubern.

„Es gibt nichts Schöneres als Nägel zu lackieren. Das entspannt und macht Spaß! Du wirst nie erleben, dass ich ohne Nagellack aus dem Haus gehe."

Ich werde oft gefragt: „Wie kommt es, dass Deine Nägel so lang werden?" Oder es fällt die Bemerkung: „Nail-Art? Geht bei mir nicht. Du hast wenigstens lange Nägel." Oder ich höre: „Du hast einen total coolen Nagel-Print, ich fang damit lieber gar nicht erst an ..."

„Ich hab mal gesehen, wie eine Freundin vor dem Lackieren ihre Nägel mit Nagelöl einrieb. Da wurde mir klar: Ich muss unbedingt ein Buch mit allen Tipps und Tricks schreiben. Und zwar dieses Buch. Das ich nur allzu gern mit Dir teile.

Denn ... die besten Accessoires? Das sind natürlich Deine Nägel! Und hier das Allerwichtigste über Nail-Art: Sie gelingt wirklich jedem! Du brauchst kein (Zeichen-) Künstler zu sein. Eine doppelte Portion Spaß, praktische Tipps und los geht's! Bist Du bereit?

you can nail this!

Elfi

x

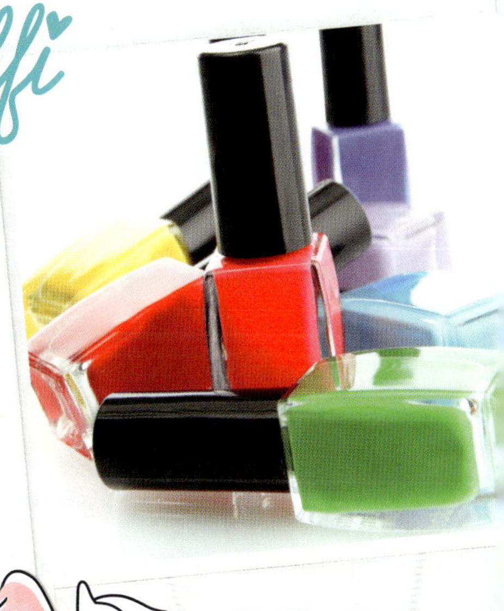

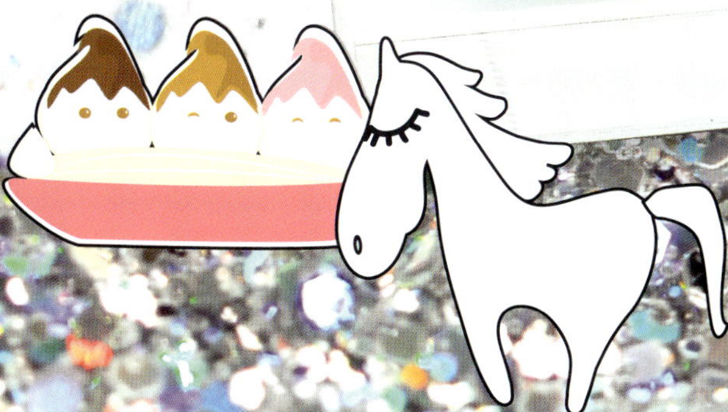

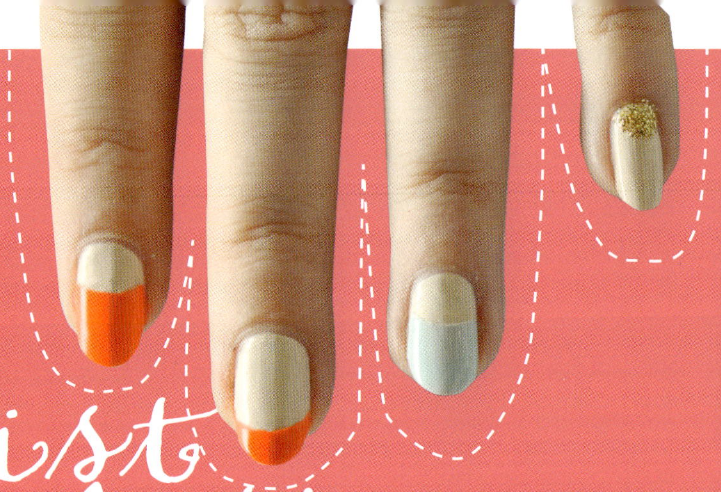

Was ist Nail-Art?

Nail-Art macht superviel Spaß, ist total hip und überhaupt nicht so schwer, wie es aussieht. Nägel dekorieren: mit den richtigen Tools, Tipps und Tricks und vor allem mit jeder Menge kreativer Ideen klappt es auf Anhieb ... wetten?

Wenn Du das Buch in den Händen hältst, dann hast Du schon die erste Hürde genommen. Prima! Ein guter Anfang ist alles. Bereite alles gut vor. Gehe auf Entdeckungsreise, lasse Dich inspirieren und fange mit einem einfachen Design an. Überlege zuerst, welches Material Du verwenden möchtest, und suche Dir einen guten Arbeitsplatz mit ausreichend Bewegungsfreiheit (siehe Seite 14).

Für diejenigen, die Nail-Art einmal ausprobieren wollen, aber noch nicht genug Erfahrung haben, gibt es zahlreiche fertige Lösungen. Zum Beispiel Nagelsticker. Die lassen sich einfach aufkleben. Ohne viel Aufwand zauberst Du damit in wenigen Schritten wunderschöne Hände (siehe Seite 68). Außerdem gibt es jede Menge Nagellacke – „Strukturlack", ein matter Top Coat und Glitzernagellack –, die Deine Nägel ruckzuck in einzigartige Kunstwerke verwandeln.

Doch wer zum Profi werden will, für den beginnt die eigentliche Arbeit jetzt erst. Lasse Dich von den Themen im Buch inspirieren. Die vielen Tipps und Tricks werden Dir helfen. Wähle Deine Lieblingsfarbe und suche Dir die schönsten Designs aus. Gestalte Dein ganz persönliches Nageldesign. Und wenn es nicht gleich klappt? Dann lädst Du ein paar Freundinnen ein und Ihr lackiert Euch gegenseitig die Nägel.

WAS IST NAIL-ART?
NAIL-ART IST SPASS! PUR!

Aufbau des Fingernagels

FÜNF HANDFESTE FAKTEN:

Nagelfalz: Hieraus wachst der Nagel. Das empfindliche Stück zwischen Nagelplatte und Fingerhaut.

Nagelspitze: Der obere Teil des Nagels, der über den Finger hinausragt.

Lunula: Der transparente Teil unten am Nagel hat die Form eines Halbmonds. Darauf verweist auch der lateinische Name: „Lunula“ – Halbmond.

Nagelplatte (oder Nagel)

Nagelbett: Die Haut unter dem Nagel, in der die Nagelplatte liegt.

Nagelspitze

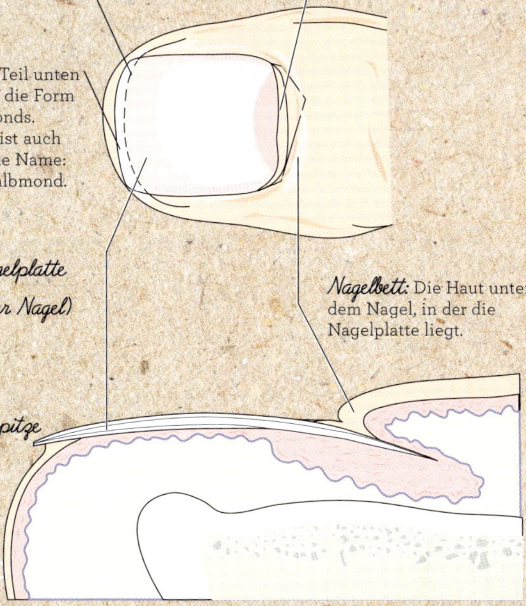

- TIPP -

Überlege dir zuerst, welche Form du deinen Nägeln geben möchtest. Eine eckige Form ist ideal bei kurzen Nägeln. Sie ist auch bei empfindlichen oder brüchigen Nägeln eine gute Wahl. Wenn du dich für einen natürlichen Look entscheidest, dann feile die Nägel rund. Also: Bei kurzen Nägeln ist eine eckige oder runde Form am besten. Hast du lange Nägel und möchtest eine ovale Form, bei der du auch die Seiten feilst, dann sei besonders vorsichtig. Diese Nagelform sieht elegant aus, aber sie ist auch ziemlich anfällig. Du hast die Qual der Wahl!

Nagelformen

DU ENTSCHEIDEST!

Runde Nägel: Sehen sehr natürlich aus; die Form ist ideal bei kurzen Nägeln.

Ovale Nägel: Dieser elegante Look steht jedem!

Eckig-ovale Nägel: Ein eckiger Nagel mit abgerundeten Seiten. Genau wie der runde Nagel passt diese Form zu jeder Hand.

Eckige Nägel: Bei kurzen Nägeln ist die eckige Form am besten. Besonders gut geeignet für empfindliche und brüchige Nägel (siehe Tipp).

Spitze Nägel: Lässt jeden Nagel sofort viel länger wirken!

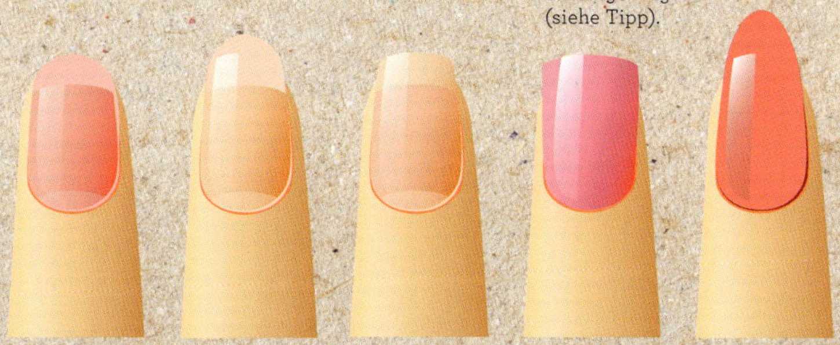

- GUT ZU WISSEN -

Fingernägel wachsen dreimal so schnell wie Zehennägel. Männernägel wachsen schneller als Frauennägel.

NAIL-ART-TOOLS

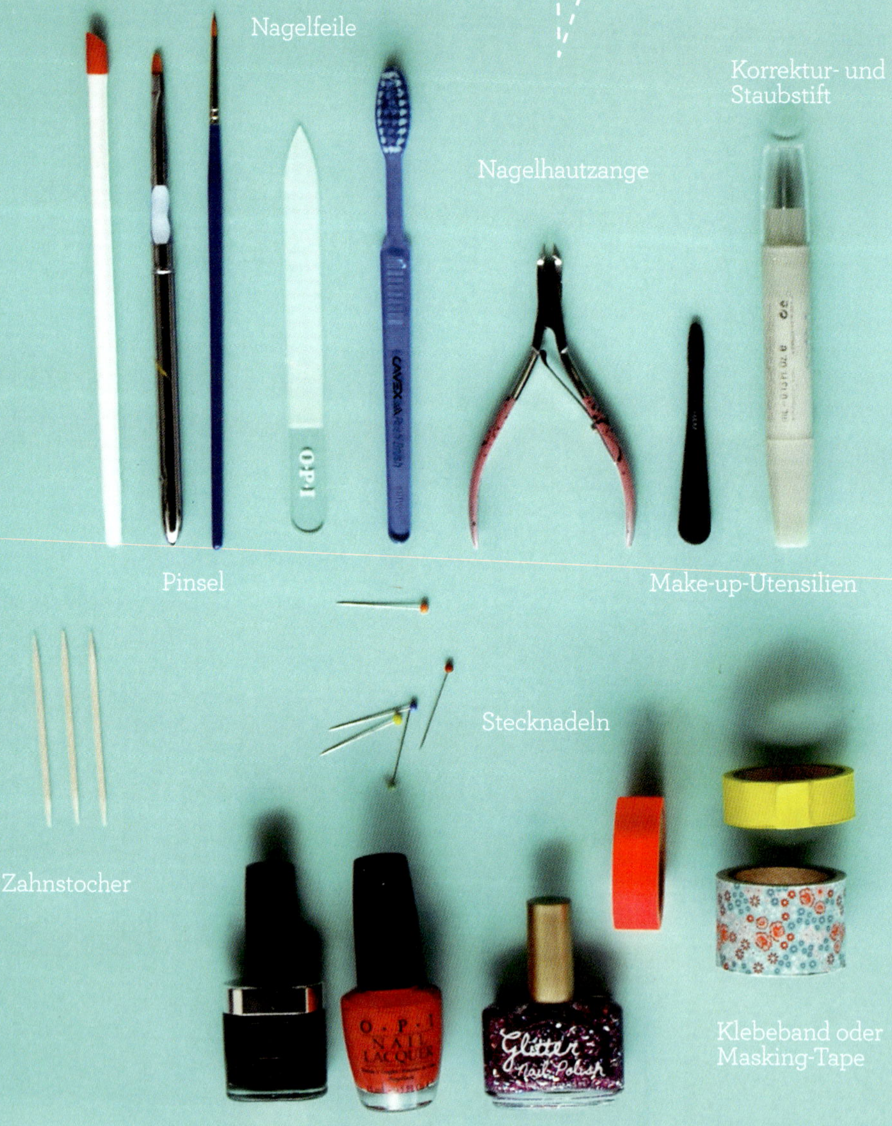

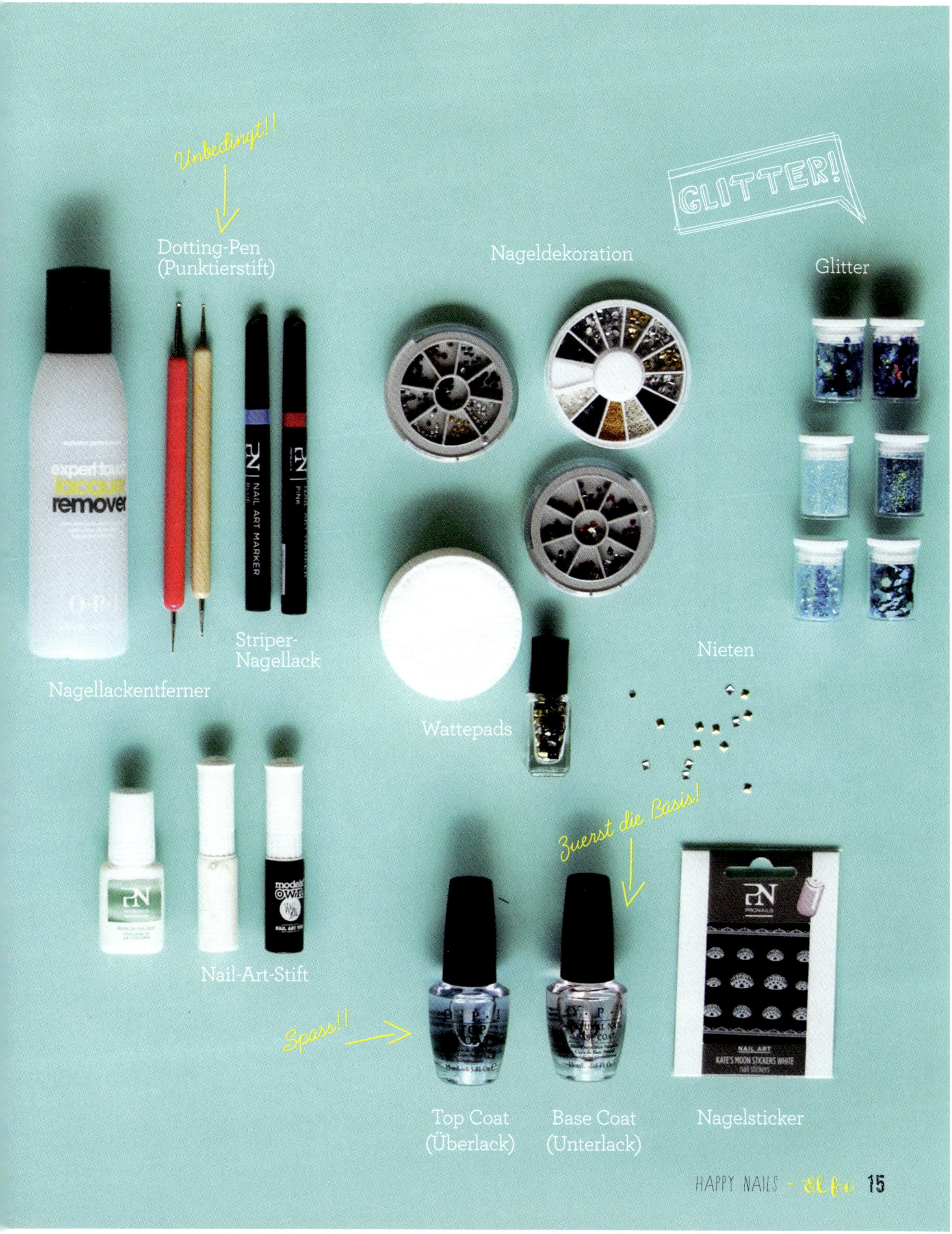
Unbedingt!!
Dotting-Pen
(Punktierstift)
Nageldekoration
GLITTER!
Glitter
expert touch
lacquer
remover
O·P·I
NAIL ART MARKER
Striper-
Nagellack
Nagellackentferner
Wattepads
Nieten
Zuerst die Basis!
Nail-Art-Stift
Spass!!
Top Coat
(Überlack)
Base Coat
(Unterlack)
Nagelsticker

Nail-Art-Tools

GUT ZU WISSEN ... ← Ganz wichtig!

Base Coat (Unterlack)
Das ist der Basislack für natürliche Nägel. Er sorgt für eine bessere Haftung und verhindert, dass der Nagel sich verfärbt.

Top Coat (Überlack)
Der Überlack schützt den Nagellack und gibt Deinem Design extra Glanz. Für Nail-Art-Fans ist ein schnell trocknender Top Coat unbedingt Pflicht!

Nagellack
Inzwischen gibt es so viele verschiedene Sorten Nagellack, dass die Auswahl extrem schwer fällt! Damit dekorierst Du Deine Nägel und härtest sie gleichzeitig!

Glitzernagellack
Glitzer aus der Flasche. Du solltest mindestens eine Flasche Glitzernagellack im Schrank haben! Wenn der Nagellack mal zu grell ausfällt, dann kannst Du anschließend eine Schicht Glitzernagellack drübergeben. Deine Nägel bekommen sofort einen neuen Look!

Wattepads und Wattestäbchen
Enorm praktisch, um Nagellack oder Lackreste zu entfernen. Du kannst sie auch zum Korrigieren einsetzen, aber mein Tipp: Nimm dazu besser einen Pinsel und etwas Nagellackentferner. Ein Korrekturstift ist ein absolutes Must-have, um Ränder zu säubern oder kleine Korrekturen auszuführen – einfach superpraktisch!

Dotting-Pen (Punktierstift)
Dieser Stift hat an beiden Enden eine feine Metallkugel und ist ideal für schöne Nail-Art! Herzen, Blümchen und jede andere Form kannst Du mit dem Punktierstift auf Deine Nägel auftragen.

Striper-Nagellack
Ein Fläschchen Nagellack mit einem ganz feinen Pinsel, dem „Striper". Damit kannst Du extrem dünne Linien zeichnen. Manche Fläschchen haben einen feinen Nail-Art-Stift am Verschluss. Kurzum: das ideale Tool zum Verschönern Deiner Nägel!

Nail-Art-Stift
Damit kannst Du schreiben, und zwar auf Deinen Nägeln: nicht mit Tinte, aber mit Nagellack! Es gibt Nail-Art-Stifte in allen möglichen Farben, sogar in Neon.

Pinsel
Weißt du, dass Du beide Enden eines Pinsels verwenden kannst? Ein Ende dient als Punktierstift, das andere zur Bearbeitung der Nägel. Kaufe Dir Pinsel in verschiedenen Größen und probiere sie aus. Dann merkst Du schnell, mit welchen Utensilien Du den besten Effekt erzielst.

Make-up-Utensilien
Verwende alles, was Du hast, z. B. Lidschattenpinsel und Make-up-Schwamm. So gelingen Dir verrückte Nageldesigns.

WOW!

OHNE MEINE NAIL-ART-STIFTE VON PRONAILS KANN ICH NICHT LEBEN. ICH VERWENDE SIE IMMER FÜR FEINE DETAILS. UND WAS AM SCHÖNSTEN IST: SIE SIND WAHNSINNIG VIELSEITIG!

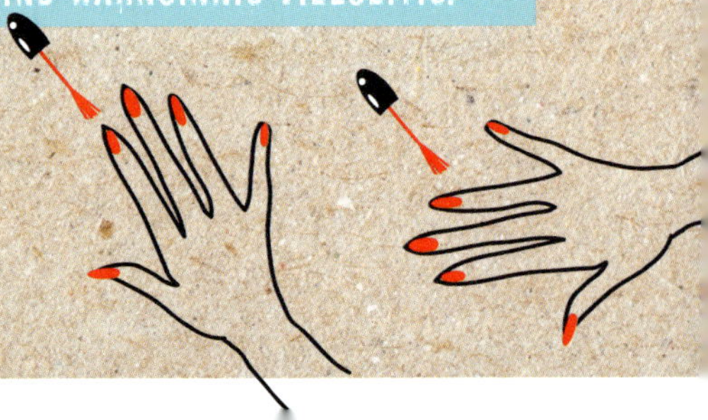

Nagellackentferner

Damit kannst Du den Nagellack von den Nägeln entfernen. Es gibt verschiedene Sorten: mit und ohne Aceton. Der Nagellackentferner ohne Aceton ist besser für Deine Nägel, aber wenn Du Glitzer oder Strukturlack entfernen möchtest, ist ein Nagellackentferner mit Aceton besser geeignet!

Nageldekoration

Nieten, Strass, Sticker ... alle wollen nur das eine: Deine Nägel zum Strahlen bringen!

Hufstäbchen

Damit kannst Du die Nagelhaut zurückschieben und eventuell abgestorbene Hautzellen oder feine Hautfetzen vom Nagel kratzen.

Nagelhautzange

Damit entfernst Du vorsichtig kleine Hautfetzen oder überschüssige Nagelhaut. Pflege Deine Nagelhaut immer gut und geh sorgsam mit ihr um.

Sonstiges

Zahnstocher, Schere, Klebeband, ein Fläschchen Nagelkleber, Alu- oder Frischhaltefolie solltest Du immer griffbereit haben. Selbst eine alte Zahnbürste ist bei Nail-Art sehr nützlich.

Nagelhautöl

Das Öl pflegt nicht nur die Nägel, sondern versorgt auch die Nagelfalz und macht sie schön geschmeidig.

Feile

Hilft Dir, die Nägel in die richtige Form zu bringen.

Schnell trocknende Hilfsmittel

Damit trocknet Dein Nagellack viel, viel schneller.

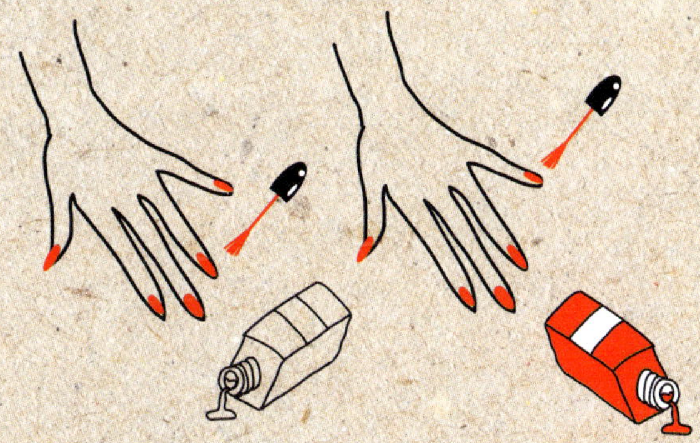

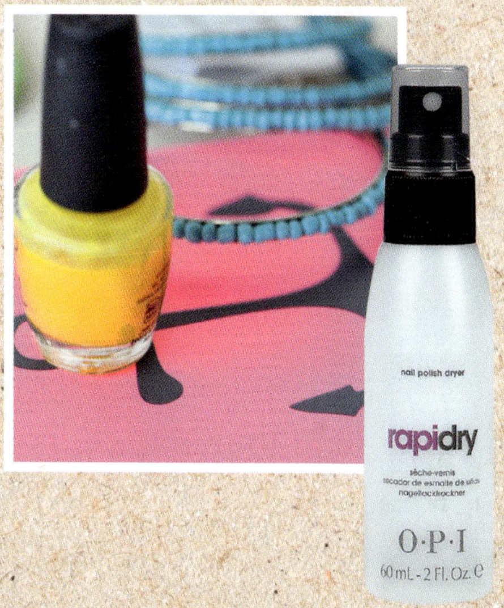

„MEIN FAVORIT? DAS RAPIDRY-SPRAY (OPI): ES WIRD BEIM LACKIEREN ZWISCHEN DIE VERSCHIEDENEN NAIL-ART-SCHICHTEN GESPRÜHT. KURZ WARTEN, DANN KANNST DU MIT DEINEM DESIGN FORTFAHREN! ICH KANN ÜBERHAUPT NICHT MEHR OHNE!"

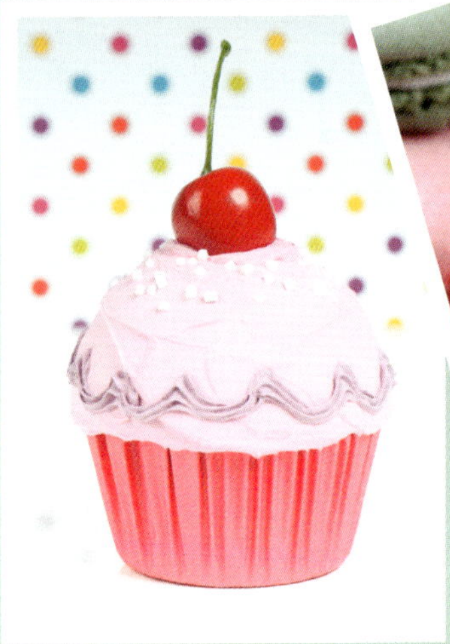

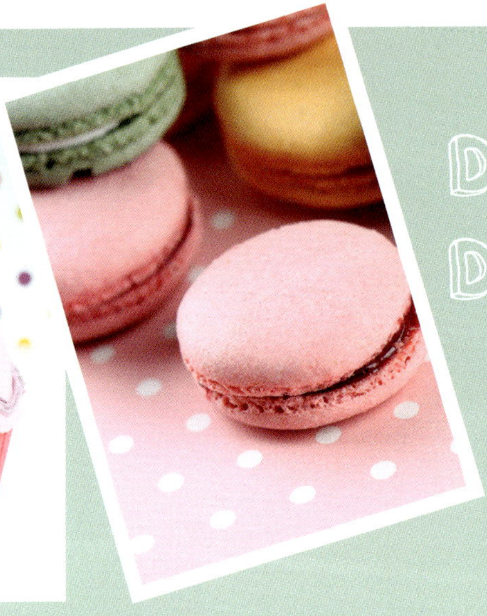

DIP + DOT

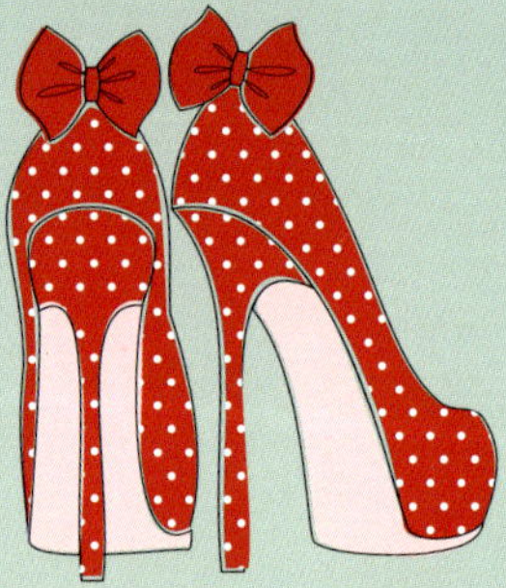

Dotting-Pen selbst machen

SO KOMMEN DIE PUNKTE AUF DIE NÄGEL ...

Du errätst es wahrscheinlich schon ... Ein Dotting-Pen ist ein praktisches Werkzeug, mit dem Du kleine Punkte auf die Nägel tupfst. Ein echtes Must-have für Nail-Art-Fans. Wenn Du noch keinen Dotting-Pen besitzt, dann folge einfach diesen Schritten:

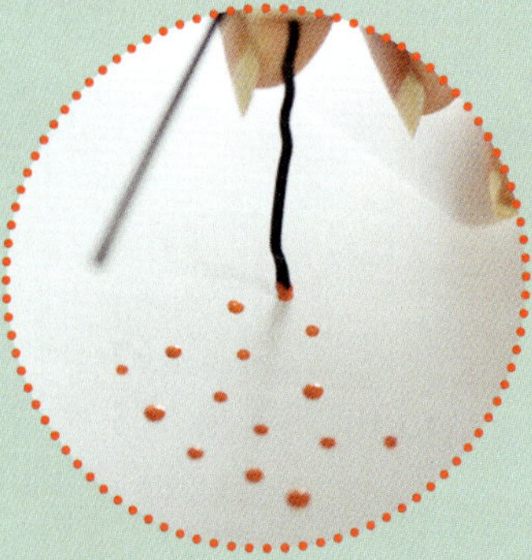

Nimm eine Haarnadel, biege sie ganz auseinander und dippe die Spitze in den Lack. Easy!

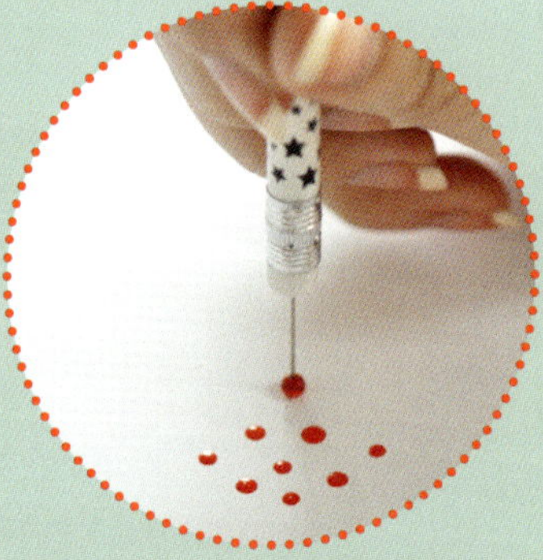

Wenn Du noch ein paar Haarnadeln und -klammern rumliegen hast, suche Dir einige mit unterschiedlichen Spitzen heraus und mache Dich an die Arbeit. So kannst Du sofort ein hübsches Muster aus kleinen und großen Punkten auftupfen.

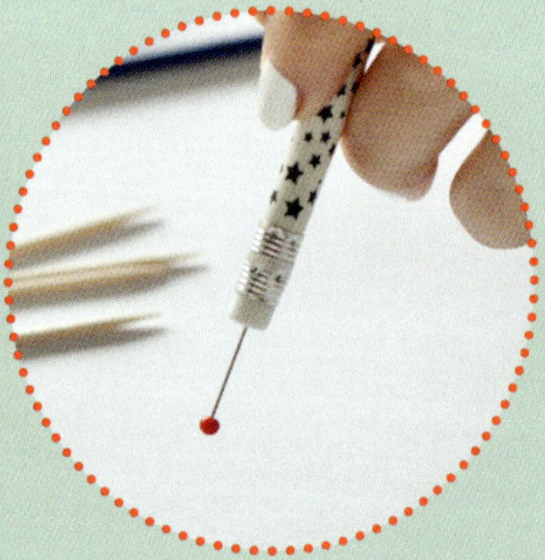

Wenn Du die Haarnadel fest in den Radiergummi hinten am Bleistift stichst, hast Du beim Zeichnen mehr Halt und einen besseren Griff. Achte darauf, dass Du die Nadel gerade hineinsteckst.

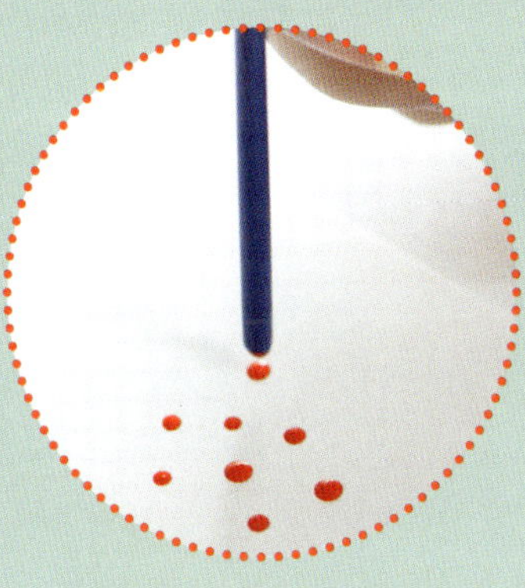

Make-up-Bürsten und Malpinsel sind prima. Drehe sie einfach um ... und los geht's.

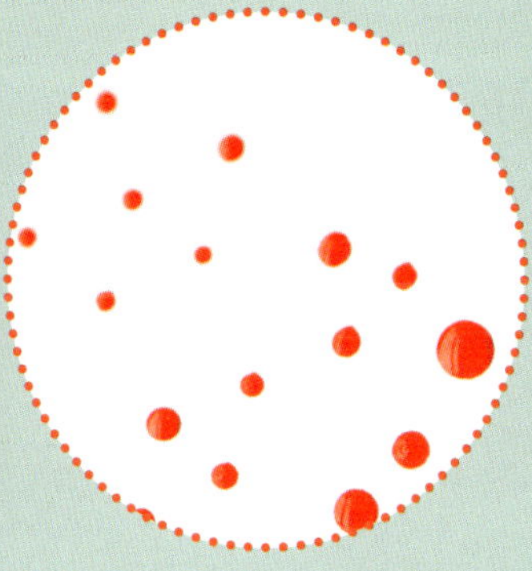

Mit einem alten Kugelschreiber kannst Du wunderbar kleine Punkte auftupfen. Es kann ruhig noch etwas Tinte im Stift sein. So bekommt der Kugelschreiber eine zweite Chance als Dotting-Pen.

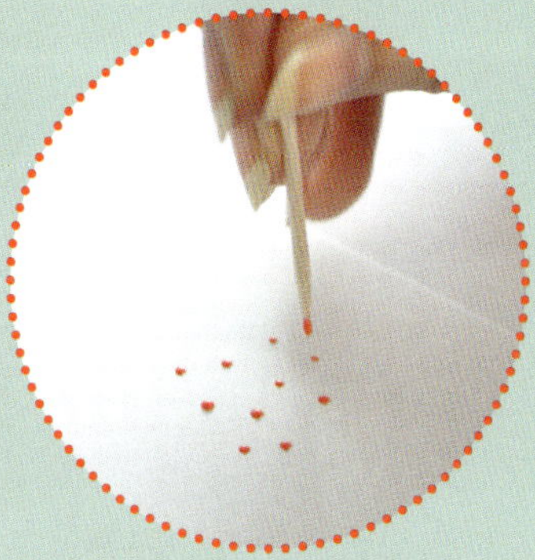

Noch ein einfacher Trick, den wahrscheinlich jeder kennt: Mit Zahnstochern oder Schaschlikspießen kannst Du kleine Punkte auf den Nagel setzen. Möchtest Du größere Punkte, dann tauche den Spieß einfach länger in den Lack. Das Resultat siehst Du sofort!

BIST DU BEREIT? Tauche die runde Spitze Deines selbst gemachten Dotting-Pens in Deinen Lieblingslack und streife die überschüssige Farbe auf Küchenpapier ab. Setze den Stift vorsichtig auf Deinen Nagel und wiederhole diesen Vorgang Punkt für Punkt.

- TIPP -

Bevor Du die Punkte auf den Nagel tupfst, übst Du besser auf einem Stück Papier. So gelingt Dir der „perfekte" Punkt auf dem Nagel.

Darf in keinem Nail-Art-Set fehlen!

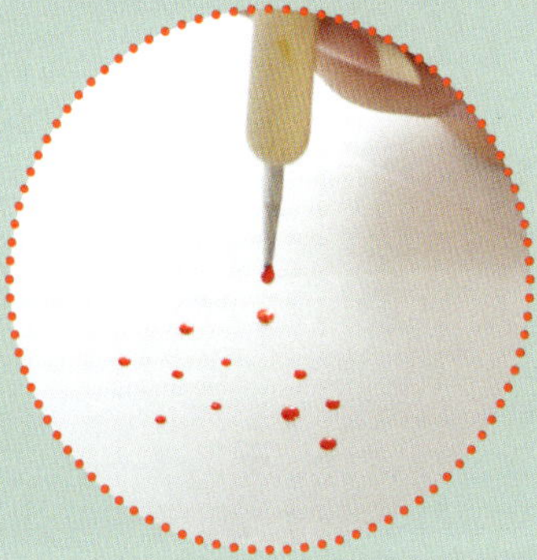

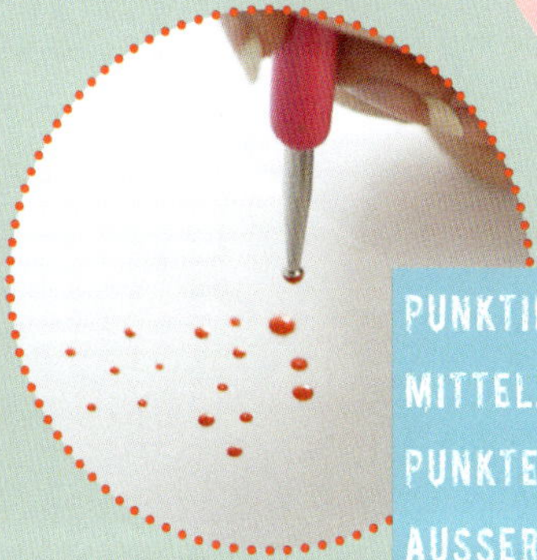

PUNKTIERSTIFTE SIND IDEALE HILFSMITTEL, UM KLEINE UND GROSSE PUNKTE AUF DEINE NÄGEL ZU TUPFEN. AUSSERDEM KANNST DU DAMIT AUCH STEINCHEN ODER ANDERE NAIL-ART-FIGUREN AUFKLEBEN. EIN ECHTES MUST-HAVE!

Du kannst Dir viele kreative Designs überlegen, aber das schönste Ergebnis erzielst Du mit einem echten Dotting-Pen! Trotzdem ist es immer praktisch, einen Stift als Reserve zu haben. Punktierstifte findest Du im Internet oder im Bastelladen.

Maniküre

MIT VERSCHIEDENEN HILFSMITTELN UND TRICKS zauberst Du in wenigen Minuten „Happy Nails"! Das Geheimnis für den strahlenden Look sind gesunde (also saubere und gepflegte) Hände. Du hast es selbst in der Hand, schöne Hände zu bekommen und zu behalten.

Genau wie beim Auftragen von Make-up ist es superwichtig, die Hände vor dem Lackieren zu reinigen. Äußere Einflüsse und die tägliche Beanspruchung der Hände sorgen dafür, dass sie schnell schmutzig werden. Am Anfang steht also immer die Reinigung Deiner Hände und Nägel.
Peeling, Handmaske oder einfach eine reichhaltige Handcreme ... Du hast die Wahl. Entscheide Dich für eine Rundumpflege und führe die einzelnen Schritte nacheinander aus.

- GUT ZU WISSEN -

Mit Haferflocken kannst Du Hautirritationen lindern. Wenn Du Probleme mit trockener oder geröteter Haut hast, dann ist diese einfache Methode absolut empfehlenswert.

HANDBAD

Keine Zeit? Mit diesem selbst angerührten Handbad hast Du im Handumdrehen schöne und saubere Hände.

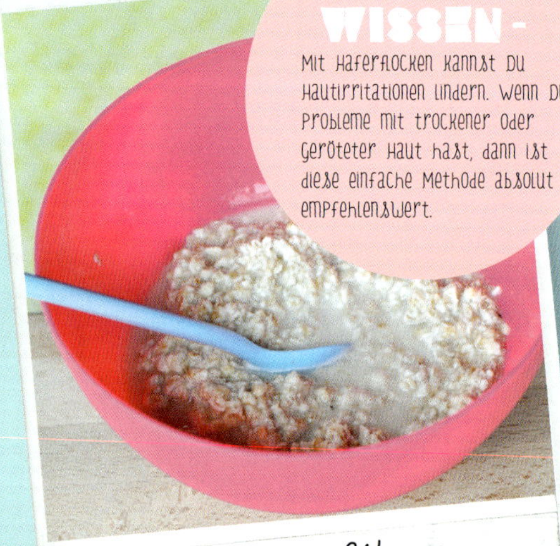

Haferflocken + Wasser

DU BRAUCHST:

- 4 EL Haferflocken
- 10 EL lauwarmes Wasser

- TIPP -

Das Handpeeling sollte möglichst sanft sein und beim Einreiben die Haut nicht beschädigen. Also immer behutsam vorgehen und das Peeling nur leicht in die Hände einmassieren. Fühlen sich Deine Hände danach nicht wunderbar weich an? Mit einer Handcreme kannst Du sie noch mehr verwöhnen und strahlen lassen.

SO GEHT'S:

Verrühre die Haferflocken mit dem Wasser und lasse alles kurz quellen, bis das Wasser sich weiß gefärbt hat. Gieße die Mischung durch ein Sieb. Mit der Hafermasse reibst Du Deine Hände gründlich ein. Du kannst auch mehr anrühren und Deine Hände hineintauchen. Das Ergebnis? Deine Hände bekommen einen Frischekick und die Haferflocken lassen sie glänzen. Die restlichen Haferflocken nicht wegschütten; Du kannst sie als sanftes Peeling verwenden. Verreibe sie in den Händen oder im Gesicht. Das macht einen strahlenden Teint. Probier's aus!

HANDMASKE

DU BRAUCHST:

- 2 Avocados ← *Antioxidans Vitamin C*
- 1 EL Honig ← *beruhigend*
- feinen Zucker (nach Belieben; nur zugeben, wenn du die Handmaske als Peeling verwendest)
- Zitronensaft ← *reinigend*

SO GEHT'S:

Schäle die Avocados und zerstampfe sie zu einer feinen Masse. Rühre dann Honig und nach Belieben Zucker unter. Gib zum Schluss den Zitronensaft hinzu und vermische alles gut. Verteile die Masse auf der Haut. Wickle die Hände eventuell noch mit Frischhaltefolie ein, damit die Maske besser wirken kann. Lasse sie 10–20 Minuten einziehen und spüle sie anschließend mit lauwarmem Wasser ab.

- TIPP -

Die Maske eignet sich auch für die Füße. Sie macht sie herrlich weich und der feine Zucker löst tote Hautzellen. Für das doppelte Hautvergnügen reibst du deine Hände anschließend mit einer pflegenden Handcreme oder -butter ein. So gut haben deine Hände noch nie ausgesehen! Wenn du deine Nägel besonders verwöhnen möchtest, nimm am besten Nagelpflegeprodukte mit Jojoba- oder Avocadoöl, die sich gut einmassieren lassen. Vergiss dabei die Nagelhaut nicht.

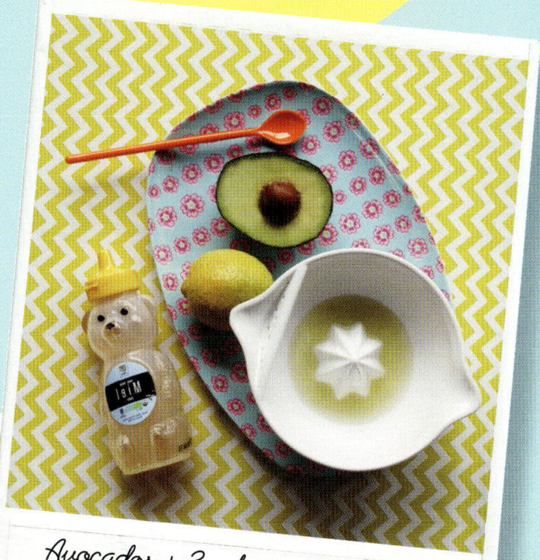

Avocados + Zucker + Honig + Zitronensaft

- GUT ZU WISSEN -

Wenn du die Nagelhaut massierst, regt das den Nagelwuchs an. Eine gepflegte Nagelhaut ist das A und O gesunder Nägel. Reibe sie darum (am besten) alle paar Tage mit Nagelhautöl oder -butter ein.

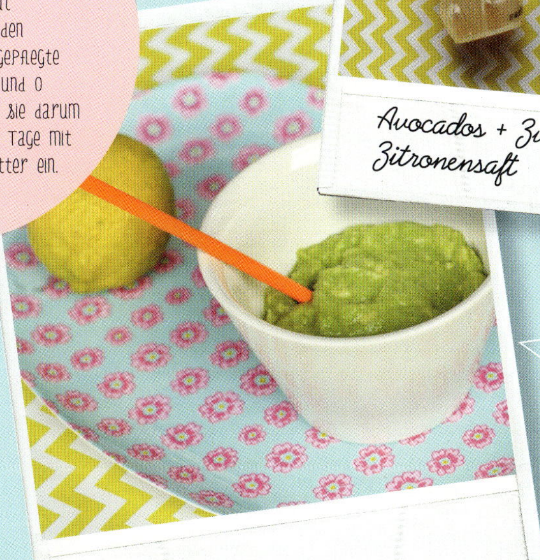

MMH!

Wer schön sein will ...

„AVOPLEX EXFOLIATING CUTICLE TREATMENT“ VON OPI
Entfernt trockene und raue Nagelhaut. Auf die Nagelhaut auftragen, gut einwirken lassen und die Hand dann mit einem Handbad verwöhnen. Die Nagelhaut ist nun geschmeidig und weich und kann ganz einfach zurückgeschoben gedrückt werden.

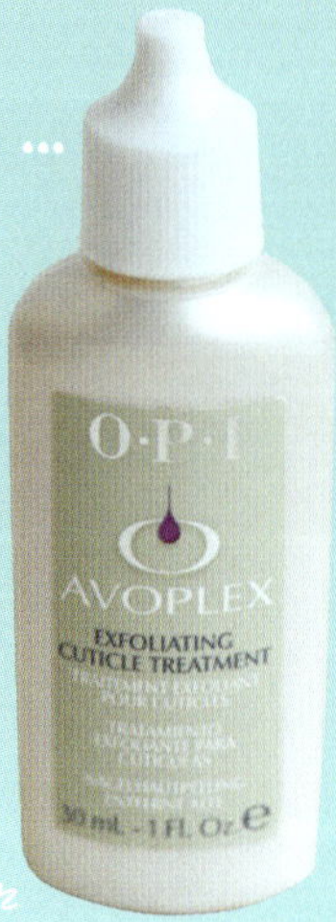

Yes

YUM!

Aus meinem Nagelritual nicht wegzudenken!

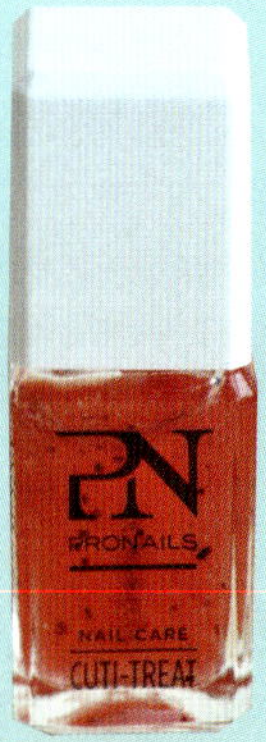

NAGELHAUT-PEELING
Tote Hautzellen werden entfernt und die Nägel gehärtet. Mein Favorit: Pronails Cuti-Treat. Dieses antibakterielle Papaya-Peeling mit kleinen Litschi-Körnern reinigt die Haut. Der Duft bringt Dich in Urlaubslaune!

OK

HEAVEN

- TIPP -

Stelle das Nagelhautöl auf Deinen Nachttisch oder neben die Zahnbürste im Bad. Optimal: 1 x morgens und 1 x vor dem Zubettgehen auftragen – Deine Nagelhaut wird es Dir danken.

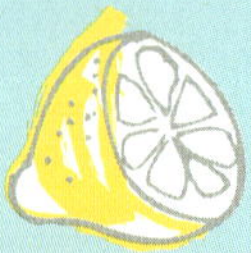

- TIPP -

Verfärben sich Deine Nägel? Dann schneide eine Zitrone in Schnitze und reibe damit Deine Nägel ein. Oder drücke Deine Finger ins Fruchtfleisch. Nach fünf Minuten sehen Deine Nägel wieder frisch und gesund aus. Alle Flecken sind weg! Hallo, neue Nägel!

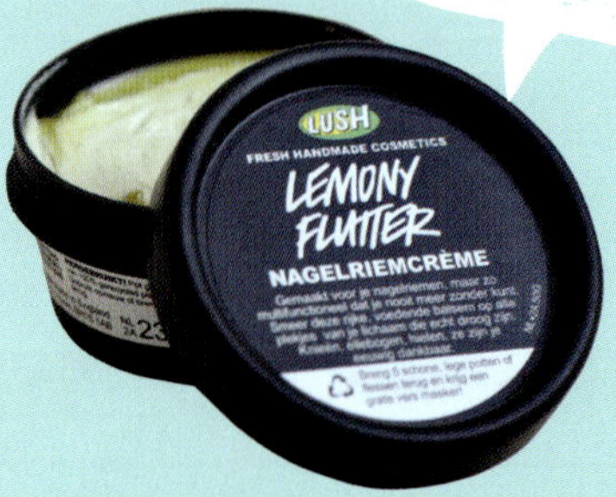

NAGELHAUTBUTTER
Verwöhne Deine Nagelhaut mit einer reichhaltigen Shea-Butter-Creme. Damit kannst Du auch trockene Ellbogen oder trockene Hautstellen einreiben. Herrlich! Mein Favorit: Lemony Flutter (Lush).

Brüchige Nägel

DU HAST BRÜCHIGE NÄGEL?
Keine Panik! Hier erfährst Du, wie Du den Schaden reparieren kannst.

DU BRAUCHST:

- 1 weiche Feile
- 1 Teebeutel
- Base Coat
- professionellen Nagelkleber

SO GEHT'S:

Entferne die Reste des Unter- oder Nagellacks von den Nägeln und wasche Deine Hände. Säubere Deine Nägel (die mit den Rissen) – am besten mit einer fettfreien Seife.

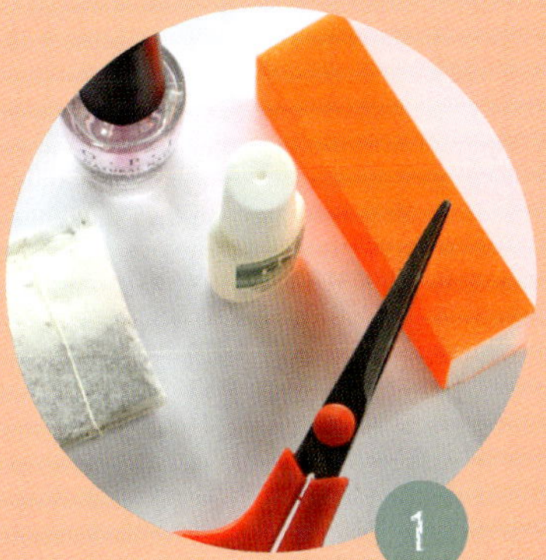

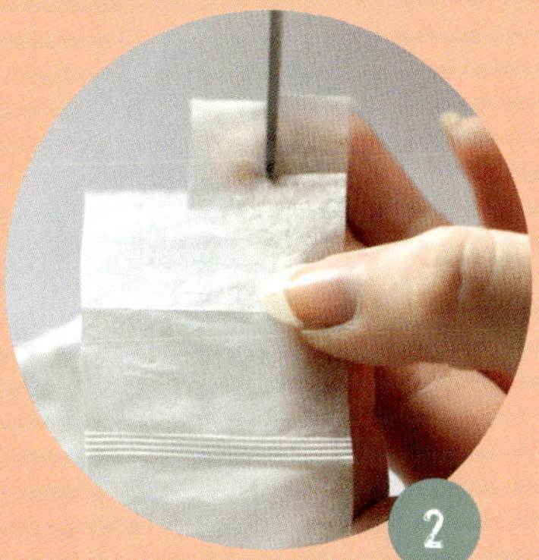

Schneide den Teebeutel oben auf und schütte den Inhalt aus. Um die Größe des Risses im Nagel einzuschätzen, hältst Du das durchsichtige Teebeutelpapier gegen den Nagel. Jetzt schneidest Du daraus ein Stück in der entsprechenden Größe zu.

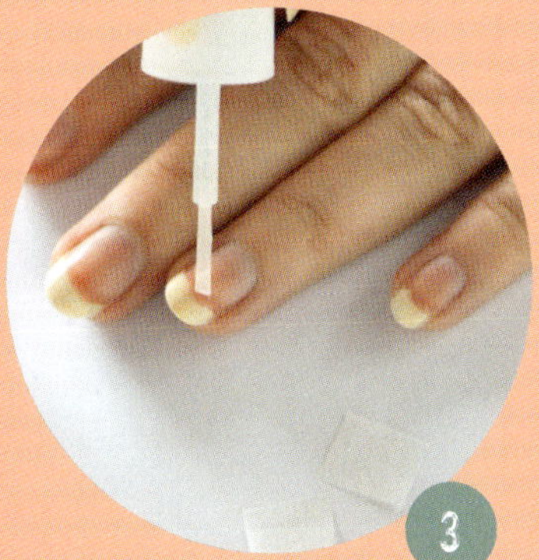

Gib etwas Nagelkleber auf den Nagel und lege das Papier auf den Riss im Nagel. Drücke es leicht an und streiche noch eine zweite Schicht Nagelkleber darüber.

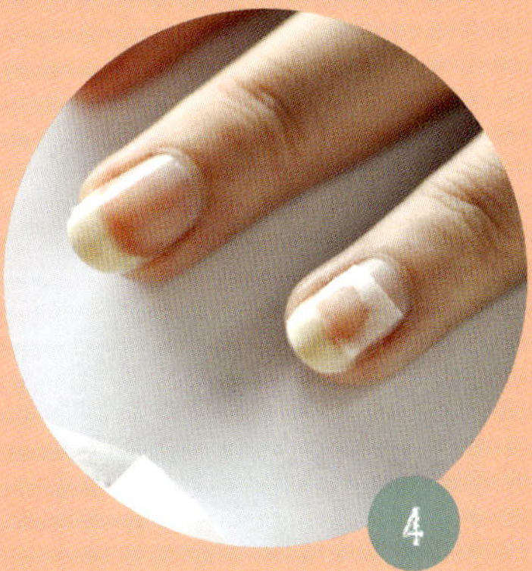

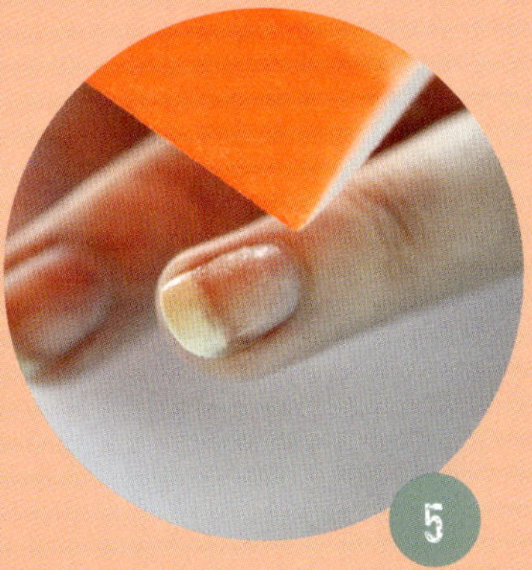

Lasse alles gut trocknen. Mit einer flexiblen Feile kannst Du Unebenheiten entfernen. Achte darauf, dass Du den Nagel dabei nicht beschädigst. Wenn Du keine Feile brauchst, dann verwende sie auch nicht. Der Nagel wird sonst zu empfindlich und glatt. Das ist keine gute Basis für den Lack!

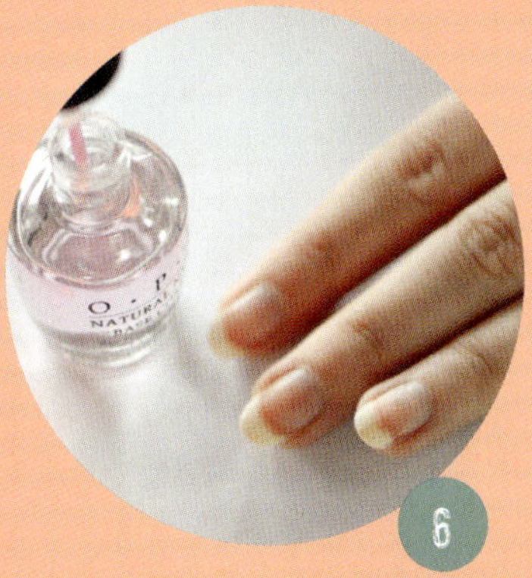

Entfette den Nagel nochmals und streiche den Base Coat auf. Fertig! Suche Dir eine Nagellackfarbe aus und trage zum Schluss den Lack auf.

Nägel feilen

Vor dem Lackieren der Nägel musst Du sie in Form bringen.
Du weißt schon wie? Dann los ...

DU BRAUCHST:

- 1 Glasfeile
- Nagellackentferner

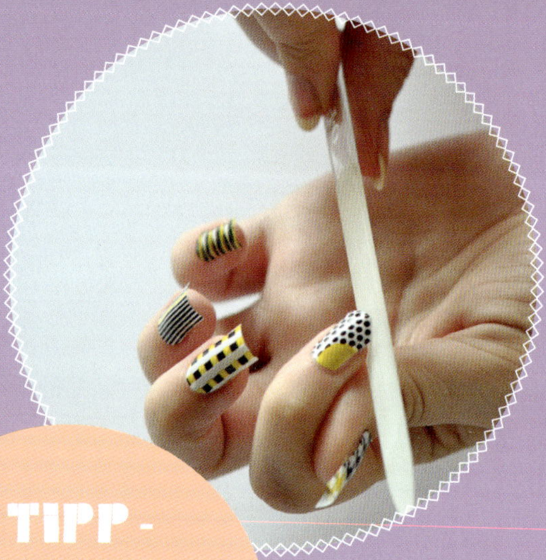

SO GEHT'S:

Entferne alle Nagellackreste und wasche Deine Hände. Trockne sie gründlich (!). Feuchte Nägel können beim Feilen leicht abbrechen.

Blättre zurück zu Seite 13. Dort erfährst du, welche Form für Dich am besten ist.

Sobald Du weißt, welche Nagelform am besten ist, kannst Du mit dem Feilen beginnen. Halte die Feile im 45-Grad-Winkel in der Hand und feile vorsichtig am Nagel entlang. Beginne jeweils an den Seiten und gehe dann weiter bis zur Mitte. Diesen Vorgang wiederholst Du, bis alle Nägel die gewünschte Form haben. Nägel feilst Du immer in eine Richtung, so beschädigst Du sie nicht.

- TIPP -

Du weiß nicht, was Du möchtest? Der Nagel ist perfekt gefeilt, wenn der obere Nagelrand das genaue Spiegelbild Deiner Nagelhaut ist.

- GUT ZU WISSEN -

Nägelschneiden ist schlecht für die Nägel und kann die Nagelplatte ablösen. Die Nägel können dadurch auch schneller rissig oder brüchig werden. Deshalb solltest Du Deine Nägel möglichst feilen. Am besten geht das mit einer feinen Glasfeile. Sie hält länger und schont Deine Nägel.

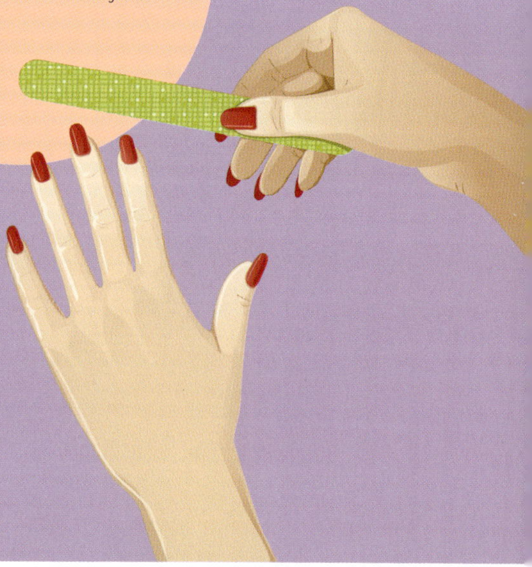

Nägel lackieren

PERFEKT LACKIERTE NÄGEL IN SECHS SCHRITTEN: ES GEHT!

DU BRAUCHST:

- FETTFREIE SEIFE
- BASE COAT

Grundierung: ganz wichtig!

Mein Trick? NAS 99 (OPI)

SO GEHT'S:

Immer der Reihe nach. Zunächst müssen Deine Nägel sauber sein. Wasche die Hände gründlich mit einer fettfreien Seife. Das ist ganz wichtig, denn dadurch reinigst Du die Hände und entfernst gleichzeitig alle Bakterien.

Eine gute Grundierung ist ein absolutes Muss. Darum solltest Du die Nagelplatte entfetten. Hier gibt es spezielle Nagelprodukte. Die gibst Du auf ein Wattepad und reibst damit den Nagel gut ab. So hält der Nagellack später besser. Und das ist es doch, was wir alle wollen!

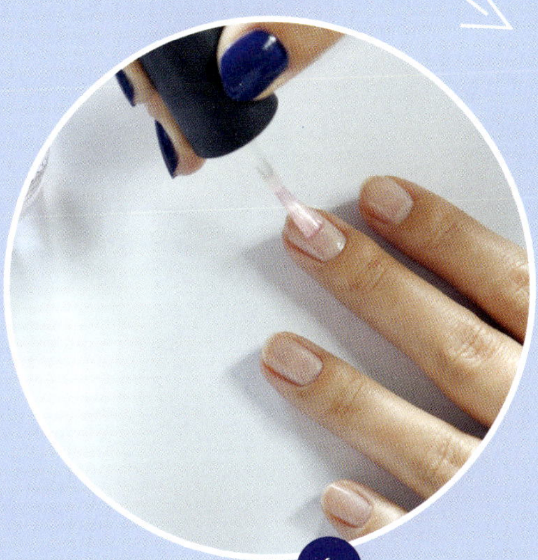

1

Trage zuerst den Base Coat oder Klarlack auf. Das ist ganz wichtig! Diese Grundierung schützt die Nägel vor Verfärbungen und schafft eine bessere Haftung zwischen Nagel und farbigem Nagellack. Der kommt dann auf den trockenen Unterlack.

Doch wie trägst Du den Base Coat richtig auf? Gib einen Tropfen Base Coat mitten auf den Nagel (vorne) und ziehe einen Streifen von oben über den ganzen Nagel. Dann trägst Du links und rechts vom Mittelstreifen jeweils einen weiteren Streifen auf.

- TIPP -

Zeigen Deine Nägel feine Rillen, dann streiche Nagelfüller über den Unterlack. Damit kannst Du kleine Unebenheiten auf dem Fingernagel ausgleichen. Und Du erhältst eine glattere Oberfläche zum Lackieren.

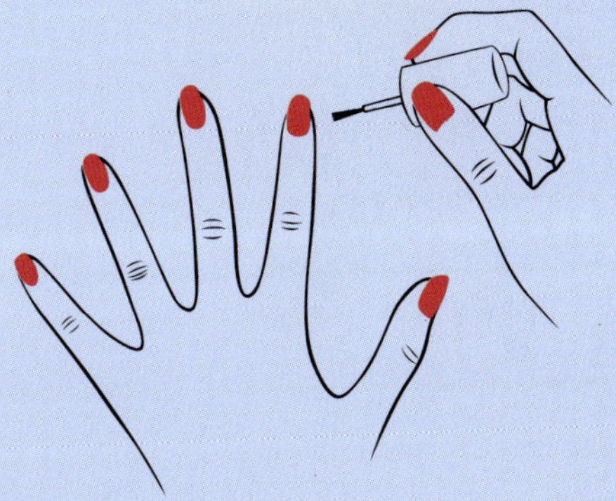

Farbiger Nagellack wird genau wie Base Coat aufgetragen. Lackiere den Nagel zweimal und lasse ihn gut trocknen. Perfekt wird der Nagel, wenn Du einen 0,5 mm breiten Streifen über der Nagelhaut frei lässt.

Alle zehn Nägel lackiert? Zum Schluss kommt noch der Top Coat darauf. Dazu muss der Nagellack nicht vollständig durchgetrocknet zu sein. Nur wenn Du ein Muster aufgetragen hast, wartest Du, bis alle Nägel wirklich trocken sind. So kann Dein Muster nicht verwischen. Der Top Coat gibt den Nägeln zusätzlich Glanz und Schutz. Top!

- TIPP -

Wenn Du links und rechts einen kleinen Seitenrand aussparst, wirken die Nägel viel schmaler.

Achte darauf, dass der Rand an beiden Seiten gleich schmal ist!

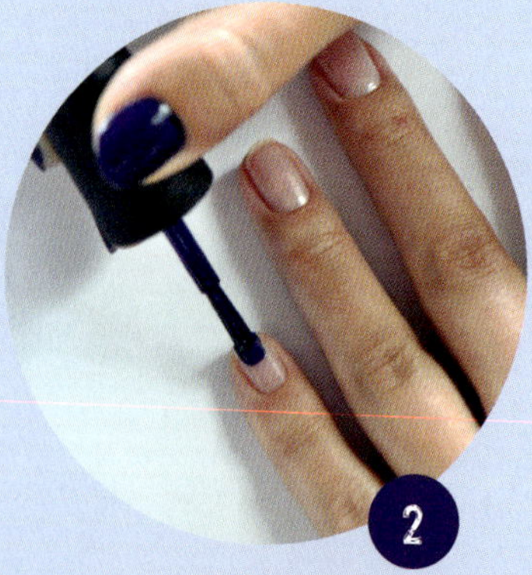

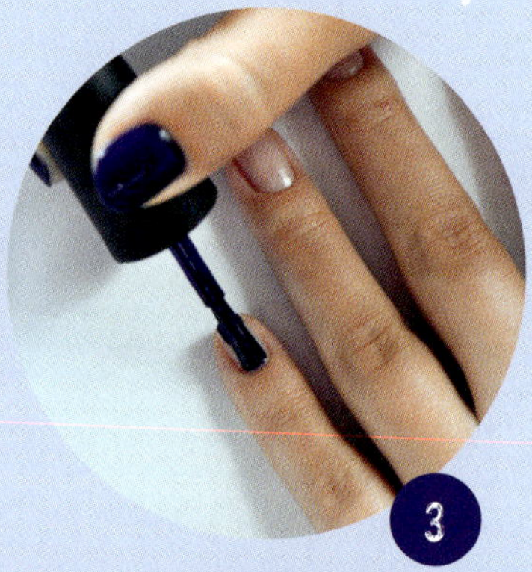

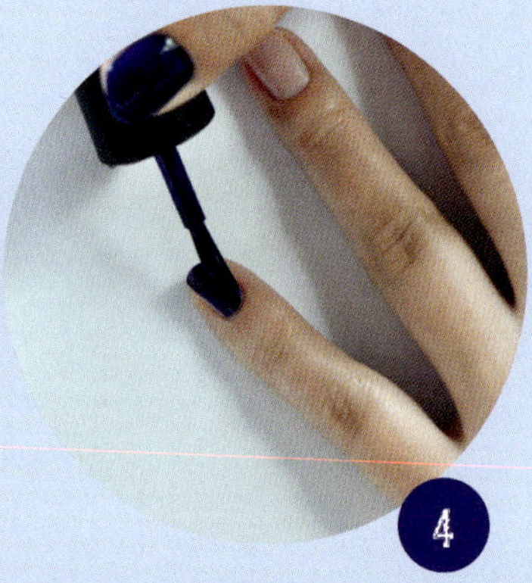

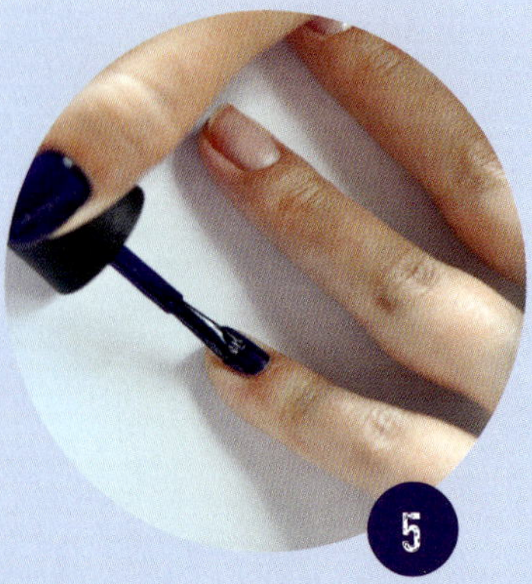

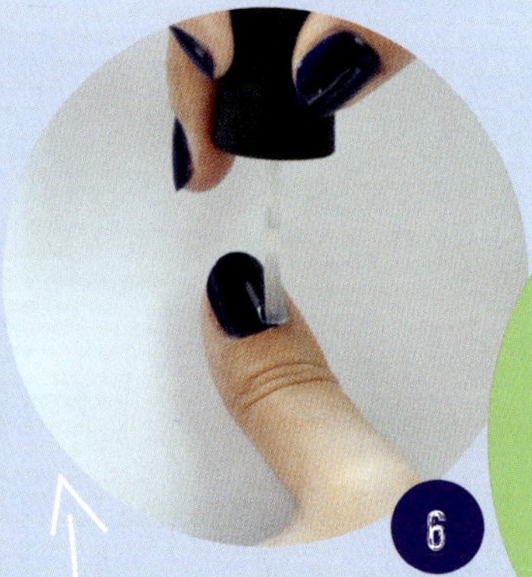

Üben! Üben! Üben!

- TIPP -

Besser die Nägel zweimal dünn als einmal dick lackieren. Der Nagellack trocknet schneller und sieht auch schöner aus!
Das Nagellack-Fläschchen nach dem Lackieren wieder fest verschließen. Der Rand des Fläschchens sollte sauber sein. Sonst trocknet der Lack (zu schnell) aus.

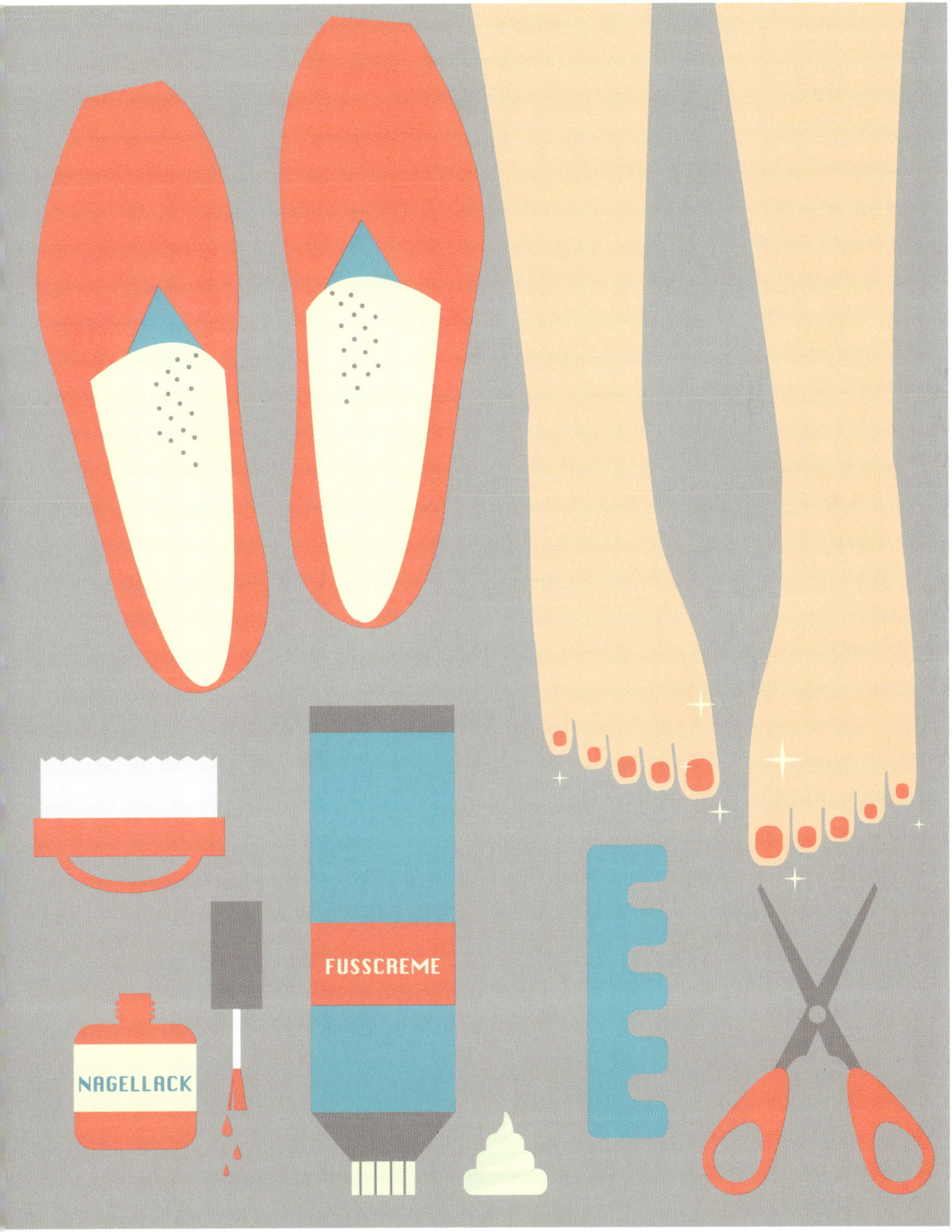
FUSSCREME
NAGELLACK

Füße

30 Minuten – mehr brauchst Du nicht für „Happy Feet"!

DIE ERSTEN SCHRITTE ZUR ...

Do-it-yourself-Pediküre

Zunächst säuberst Du gründlich Deine Füße. Das geht am einfachsten mit einem Fußbad. Es wirkt wunderbar entspannend. Luxus pur!

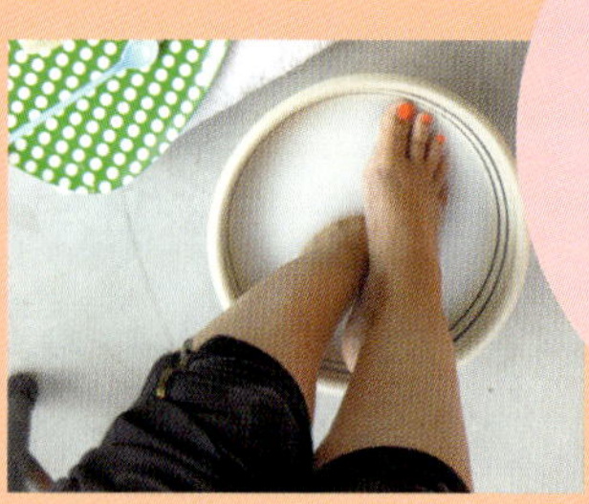

- GUT ZU WISSEN -

Honig ist ein wahres Wundermittel. Er macht die Haut schöner und hat eine heilende Wirkung. Kleine Wunden an den Füßen? Honig hilft.

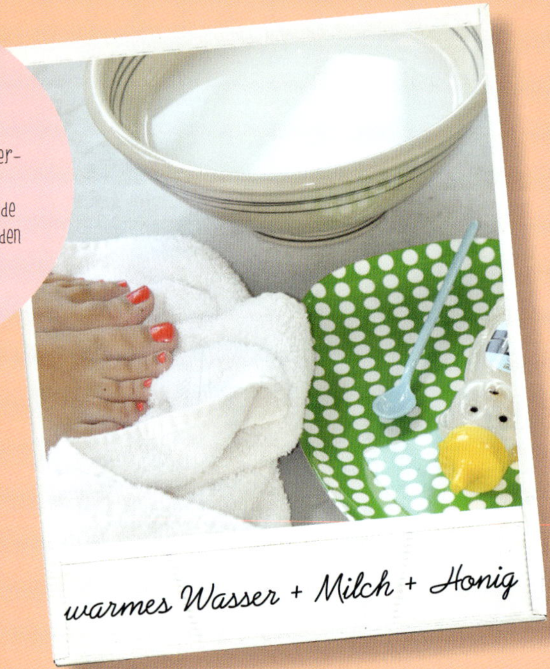

warmes Wasser + Milch + Honig

FUSSBAD

Keine Zeit? Mit diesem Do-it-yourself-Fußbad hast Du in Minutenschnelle schöne und saubere Füße.

DU BRAUCHST:

- warmes Wasser
- Milch
- Honig

- TIPP -

Verwöhne Deine Füße mit einem Fußbad, bevor Du ins Bett gehst. So kommst Du zur Ruhe und lässt den Tag entspannt ausklingen.

SO GEHT'S:

Fülle eine große Schüssel mit warmem Wasser. Gib die Milch und einige Tropfen Honig hinein. Stelle die Füße in die Schüssel, schließe die Augen und entspanne Dich. Nach 30 Minuten nimmst Du die Füße wieder aus dem Wasser. Wetten, dass Du einen Unterschied merkst? Himmlisch!

Nach diesem Fuß-Entspannungsbad fühlt sich Deine Haut viel weicher an. Du kannst jetzt Deine Nagelhaut ganz einfach zurückschieben. Das ist ebenfalls ein Muss auf Deiner To-do-Liste, wenn es um Deine Füße geht!

Für schöne und strahlende Füße ist ein Peeling besonders wichtig. So werden tote Hautzellen abgerubbelt und die Haut wird superweich. Ein gutes Fußpeeling gehört in jeden Kosmetikkoffer. Aber manchmal macht es einfach mehr Spaß, sein eigenes Peeling anzurühren ...

ZUCKER-PEELING FÜR DIE FÜSSE

Deine Füße müssen sich regenerieren? Dann verwöhne sie mit diesem herrlichen (selbst gemachten!) Peeling

DU BRAUCHST:

nach Belieben

- 1 Tasse braunen Zucker (für zarte Füsse)
- 3 TL Zitronensaft (reinigend)
- 1 TL frischen Ingwer (belebend)
- 1/2 Tasse Honig (für schöne Füsse)

SO GEHT'S:

Ganz einfach! Alle Zutaten verarbeitest Du in einer großen Schüssel zu einer cremigen Paste. Verteile dann die Creme auf der Ober- und Unterseite Deiner Füße. Dabei massierst Du Deine Füße sanft in kreisenden Bewegungen, damit das Peeling gut einzieht. Du kannst das Peeling zweimal pro Woche anwenden. Hast Du empfindliche Füße, dann reicht auch einmal.

Achtung! Es macht Spaß, ein Peeling selbst herzustellen, aber trotzdem solltest Du vorher darüber nachdenken, was Du da alles zusammenrührst. Informiere Dich. Statt Meersalz kannst Du auch feinen Zucker verwenden. Er macht Deine Haut und Deine Füße superglatt und ist viel besser für die Haut.

- GESCHENKTIPP -

Rühre die doppelte Menge Peeling an und fülle eine Hälfte in ein dekoratives Glas. Verschließe es gut und hänge ein Band mit einer Karte daran. So hast Du ein hübsches Präsent, mit dem Du jemanden verwöhnen kannst.

Bevor Du die Hornhaut abrubbelst, gönnst Du Deinen Füßen ein warmes Fußbad. Zum Abtragen der Hornhaut gibt es verschiedene Utensilien, die Dir die Arbeit erleichtern.

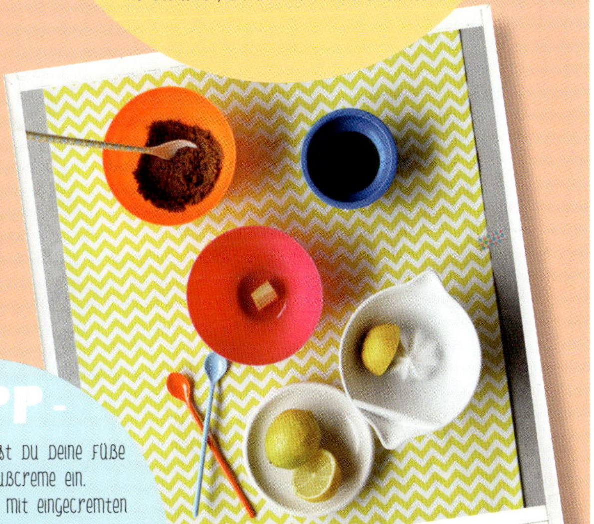

brauner Zucker + Zitronensaft + Ingwer + Honig

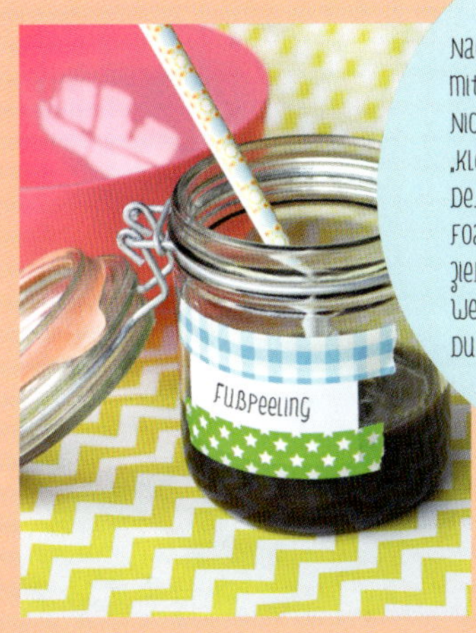

- TIPP -

Nach dem Peeling reibst Du Deine Füße mit einer pflegenden Fußcreme ein. Nichts ist ekliger als mit eingecremten „Klebefüßen" herumzulaufen. Deshalb ist der „Dry Foot Foam" von Pronails ideal: Er zieht sofort ein und nach wenigen Minuten schwebst Du wie auf Wolken.

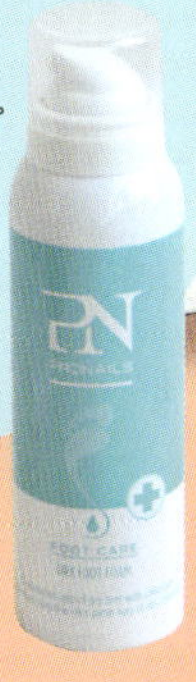

FARBE BEKENNEN

Lackierst Du Zehen- und Fingernägel in verschiedenen Farben oder entscheidest Du Dich für einen einheitlichen Farb-Look von Kopf bis Fuß?
Zehen werden genauso lackiert wie Fingernägel. Wähle eine knallige Farbe und betone den großen Zehennagel. Sticker oder Glitzer, ein paar Blumen ... und Deine Füße blühen auf! Oder wählst Du verschiedene Farben für Hand- und Fußnägel? Diese Farben passen gut zusammen und bilden harmonische Kombinationen!

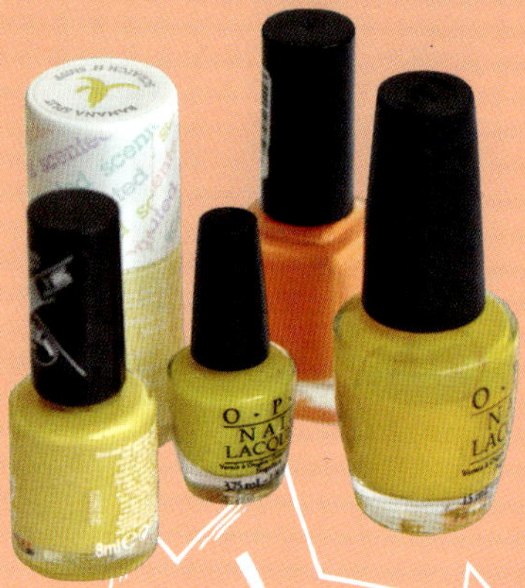

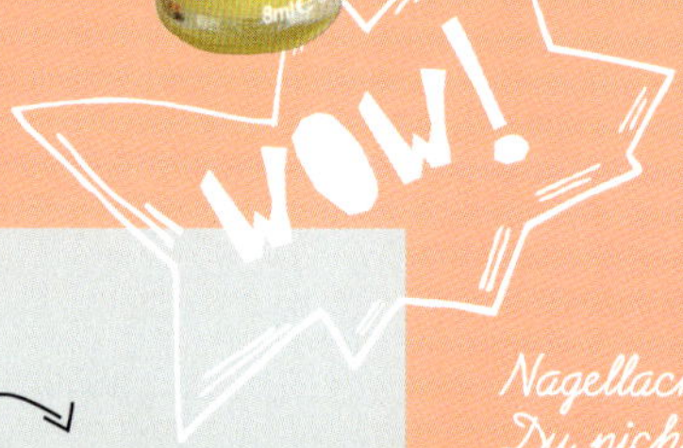

Nagellack solltest Du nicht im Kühlschrank, sondern an einem dunklen kühlen Platz aufbewahren!

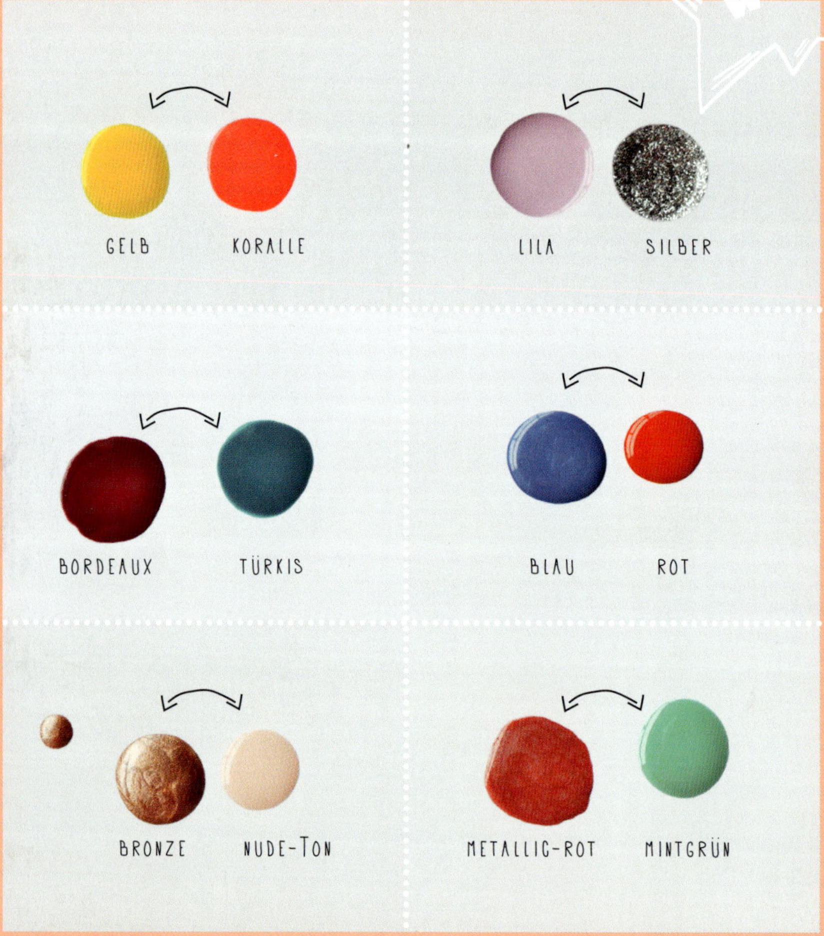

Farben

FARBEN WÄHLEN

Du hast diesen Wahnsinnsnagellack gesehen, aber Du bist Dir nicht sicher, ob die Farbe zu Dir passt? Das kennen wir alle. Farben aussuchen, das kann jeder, aber was ist die perfekte Farbe für Deine Hände? Welche Farbe bringt sie zum Strahlen (oder macht sie noch schöner)? Schließlich wollen wir alle die Farbe, die unseren Look komplett macht …
Schaue Dir Deine Hände genau an und überlege, welche Farben in Frage kommen. Denke dabei auch an die Nagelform. Sie spielt bei der Auswahl der richtigen Farbe ebenfalls eine Rolle.
Das erste und wichtigste Kriterium ist die Hautfarbe. Zu einer blassen Haut passen knallige Nägel. Dunkle Farben sind ideal für eine blaustichige Haut. Ein dunkles Rot unterstreicht mittlere Hauttöne, während zu einer dunklen Haut fast alle Farben passen.
Schön für gelbstichige Haut: Orange- und Beigetöne, Schokoladenbraun.
Perfekt für blaustichige Haut: hellrosa Nude-Töne, dunkle und helle Farben mit einem Blauton, Dunkelviolett oder Fuchsia.

Bei **blasser** Haut ist Farbe wichtig! Hast Du lieber einen dunkleren Ton, dann nimm Dunkelblau, aber auf keinen Fall Schwarz. Das macht Deine Haut noch blasser.

Bei **mittlerer** Haut nimmst Du am besten helle Farben. Wähle Pastellfarben und orientiere Dich an den neuesten Trends!

Bei **dunkler** Haut sind kräftige Farben wie Dunkelrot oder Violett super. Hände weg von Pastellfarben.

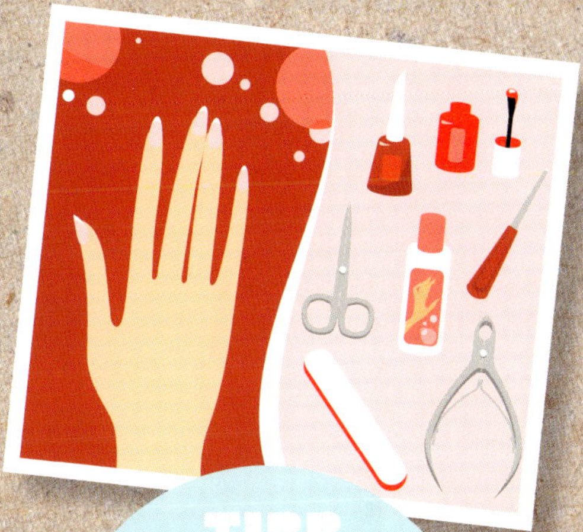

- TIPP -

Willst Du wissen, welchen Ton Deine Haut hat? Dann nimm eine Tomate (gelber Ton) und eine Kirsche (blauer Ton) und lege beide auf Deine Hände. Du siehst sofort, welche Farbe Deiner Haut am meisten schmeichelt.

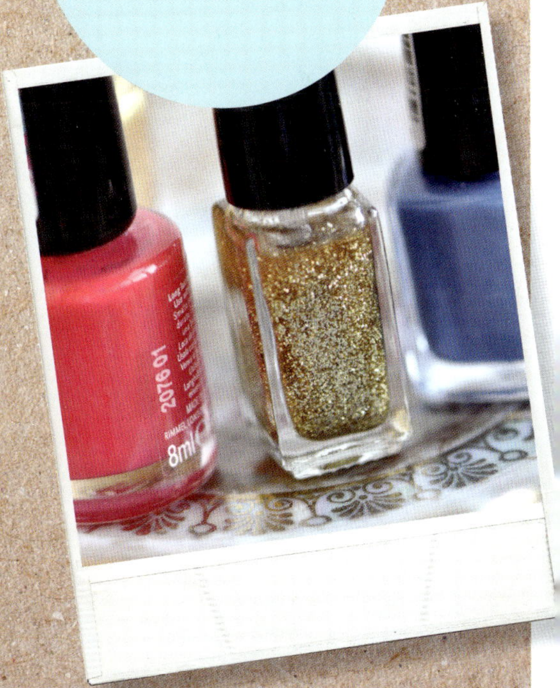

FARBE BEKENNEN

Im Handel werden Nagellacke in allen möglichen Trendfarben angeboten. Aber was verrät die Farbe über Dich?

Neon: Spaß und Energie, das sind Begriffe, die Dich gut beschreiben!
Blau: Du strahlst Ruhe aus. Egal, ob Du Dich für Pastell- oder Himmelblau entscheidest, Du bist entspannt bei der Farbauswahl.
Perlmutt: Du bist genauso mysteriös wie dieser Farbton!
Rot: Du bist feurig und stets mit großer Leidenschaft bei der Sache: Wenn Du eine Farbe wählen musst, dann fackelst Du nicht lange.
Grün: Abenteuerlustig (expressing yourself) und immer entspannt.
Rosa und Pink: Du bist eher der fröhliche Typ.
Schwarz, Grau und Nieten: Du bist ziemlich tough und Deine Nägel vertragen auch mal einen Stoß!
Pfirsich: Verträumt, verspielt.
Glitzer: Glamour; Dir sind Spiel und Spaß ganz wichtig. Lackieren heißt für Dich: Ein Fest für Deine Nägel.
Lila: Du fühlst Dich pudelwohl und bist überzeugt, dass Dir diese Farbe supergut steht.
Nail-Art: Du bist kreativ und offen für Neues; mit Nail-Art kannst Du Dich (wieder-) entdecken.
Gelb: Genau wie die Sonne strahlst Du Wärme aus. Mit Deinen Nägeln machst Du Menschen glücklich!
Nude-Töne: Immer ganz natürlich!
Metallic: Volle Power; diese Farbe sagt alles!

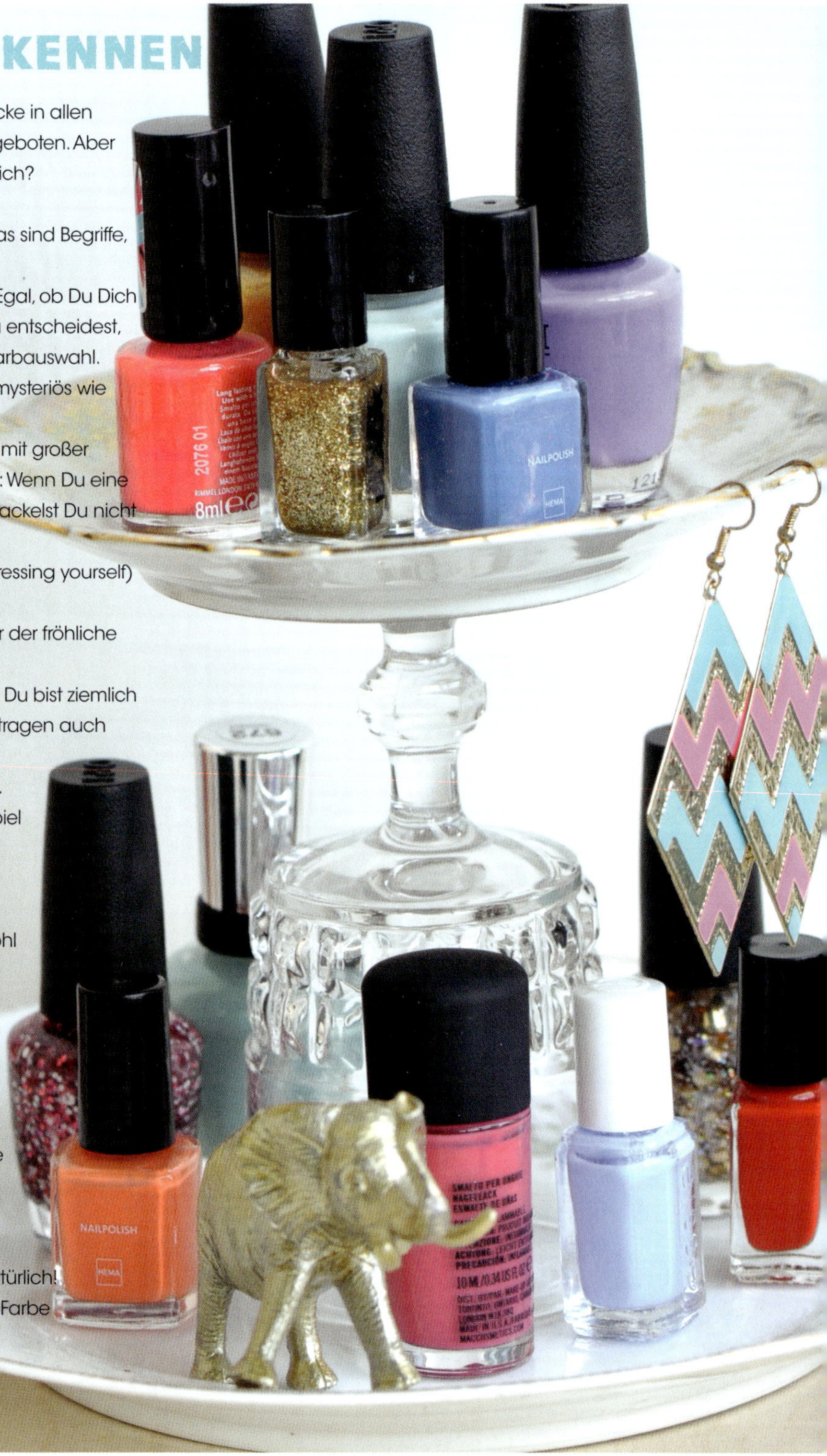

3 x Abkleben

- TIPP -

Für den WOW-Effekt: Wähle einen Nude-Ton als Basis und kombiniere ihn mit Pastell oder Neon.

Kombiniere Pastelltöne oder knallige Farben mit Gold- oder Silber-Metallic. Originell ist auch ein matter Top Coat.

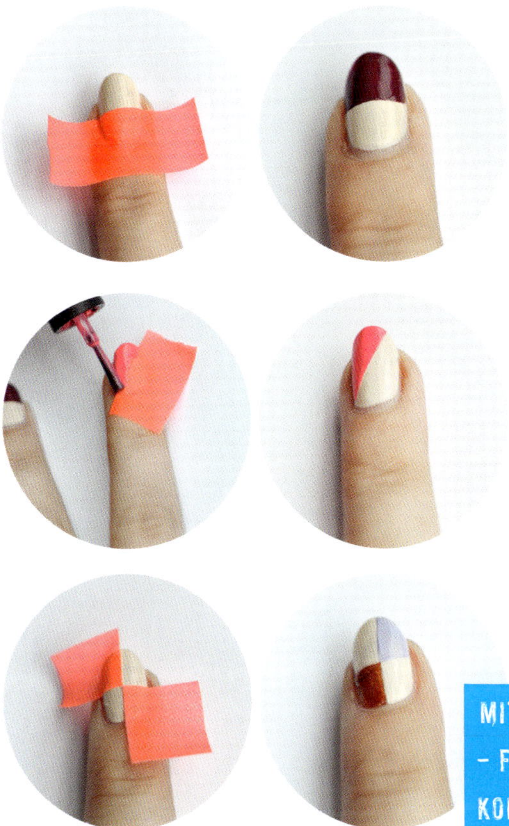

BEVOR DU LOSLEGST ...

Du bist Nail-Art-Fan, aber noch unsicher, wie Du starten sollst? Dann fange mit dem Abkleben an. Du weißt: All you need is ... Klebeband oder Masking-Tape. Hier drei Ideen zum Abkleben Deiner Nägel.

Halb und halb

Fange mit dem Base Coat an und lackiere Deine Nägel in einem hellen Ton. Den Lack lässt Du gründlich trocknen, bevor es weitergeht. Teile die Nagelplatte mit einem Stück Klebeband oder Masking-Tape in zwei Hälften, dann lackierst Du Ober- oder Unterhälfte in einem dunklen Ton. So einfach ist das!

Schräg, schräger ...

Trage den Base Coat auf und wähle eine Nagellackfarbe. Klebe das Klebeband – statt wie im ersten Beispiel gerade – schräg über den Nagel. Anschließend trägst Du den Lack auf.

Schachbrett

Lackiere alle zehn Nägel in einer Farbe. Sind sie trocken? Nun schneide aus dem Klebeband zwei 3 cm große Rechtecke zu. Klebe mit einem Rechteck das linke obere Viertel ab, mit dem anderen das rechte untere Viertel. Die beiden Rechtecke sollten in der Mitte zusammentreffen. Lackiere die beiden freien Viertel in verschiedenen Farben = total süß!

MIT DIESER TECHNIK IST ALLES MÖGLICH – FARBEN UND MUSTER KÖNNEN BELIEBIG KOMBINIERT WERDEN. SEI KREATIV!

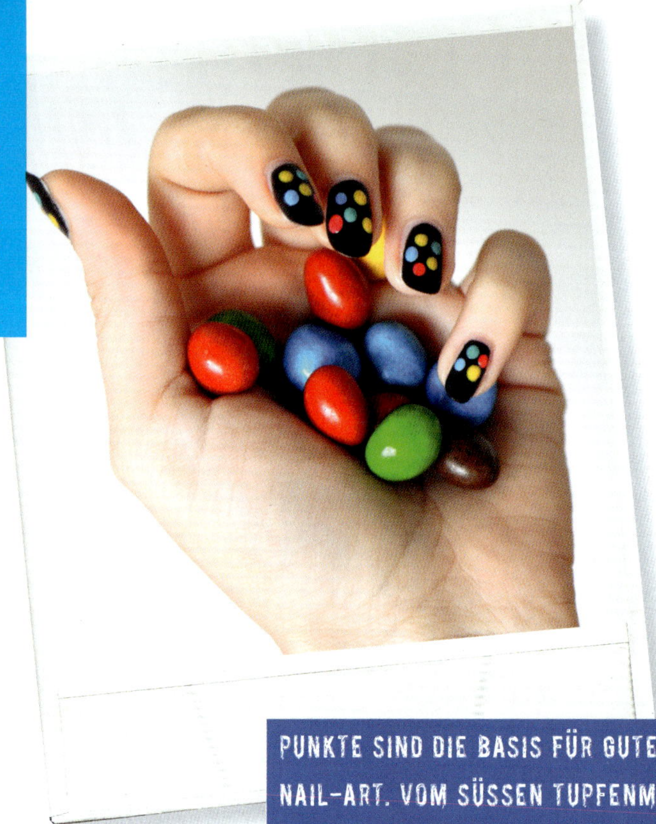

Bunte Punkte

PUNKT FÜR PUNKT (SCHRITT FÜR SCHRITT) ... Noch nie war Nail-Art so einfach!

Du hast keinen Dotting-Pen? Dann bastle Dir einen! Sieh nach auf Seite 18.

PUNKTE SIND DIE BASIS FÜR GUTE NAIL-ART. VOM SÜSSEN TUPFENMUSTER BIS ZUM NIEDLICHEN BÄREN – ALLES IST MÖGLICH!

DU BRAUCHST:

- Base Coat
- Nagellack
- Top Coat
- Dotting-Pen
- matten Top Coat (siehe Tipp)

SO GEHT'S:

Zunächst trägst Du den Base Coat auf und lackierst dann alle Nägel in einer Farbe. Am besten wählst Du einen pastelligen oder knalligen Nagellack. Zum Aufmalen bunter Punkte tauchst Du den Dotting-Pen, eine Stecknadel oder ein anderes Tool in den Nagellack und tupfst feine Punkt auf den Nagel. Der erste Schritt zur perfekten Nail-Art ist geschafft und Du merkst: Pünktchenmalen macht superviel Spaß!

- TIPP -

Lackiere Deine Nägel mit einem dunklen oder weißen Unterlack. Trage dann einige bunte Nagellacktupfen auf. Zum Schluss überziehst Du die Nägel mit einem matten Top Coat.

1, 2, 3 GETUPFT!

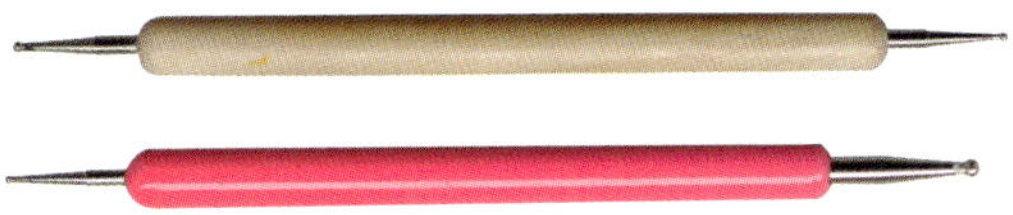

BLÜMCHEN, HERZCHEN ODER ENTZÜCKENDE KLEINE SCHNURRBÄRTE: Mit einem Dotting-Pen und einem guten Base Coat zauberst Du aus Punkten süße Muster.

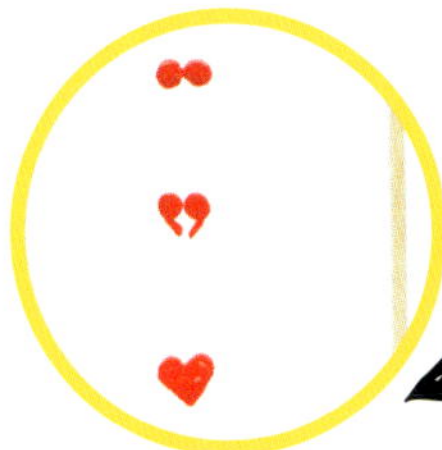

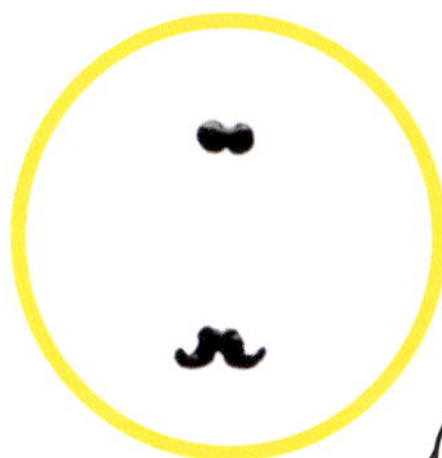

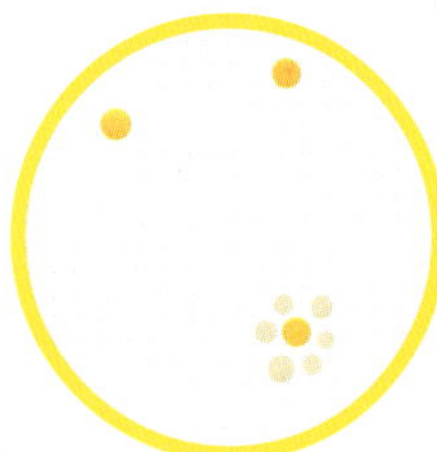

Herzen

Zeichne zwei kleine Punkte auf die Nagelmitte. Ziehe mit einem Zahnstocher oder Dotting-Pen die Außenlinien links und rechts etwas nach unten. Fülle das Herz mit Lack aus. Wetten, dass Dein Herz dabei schneller schlagen wird?

Schnurrbärte

Zeichne zwei kleine Punkte nebeneinander. Ziehe mit dem Zahnstocher oder Dotting-Pen unten einen geschwungenen Bogen nach links und nach rechts. Wiederhole den Vorgang, damit die Linien etwas dicker werden.

Flower Power

Zeichne einen großen gelben Punkt in die Nagelmitte und tupfe kleine Punkte im Kreis um den dicken Punkt. Ziehe mit einem Zahnstocher kleine Linien aus jedem Punkt, damit sie aussehen wie echte Blütenblätter. Das war's!

- TIPP -

Wenn Du weißt, wie's geht, dann kannst Du wunderschöne Muster auf Deine Nägel zaubern, z.B. kleine Augen. Dazu setzt Du einen großen schwarzen Punkt auf den Nagel. Darauf tupfst Du einen weißen Punkt. Das Auge ist komplett, wenn Du einen kleinen schwarzen Punkt in den weißen setzt.

Jetzt bist Du dran! Probier's aus!

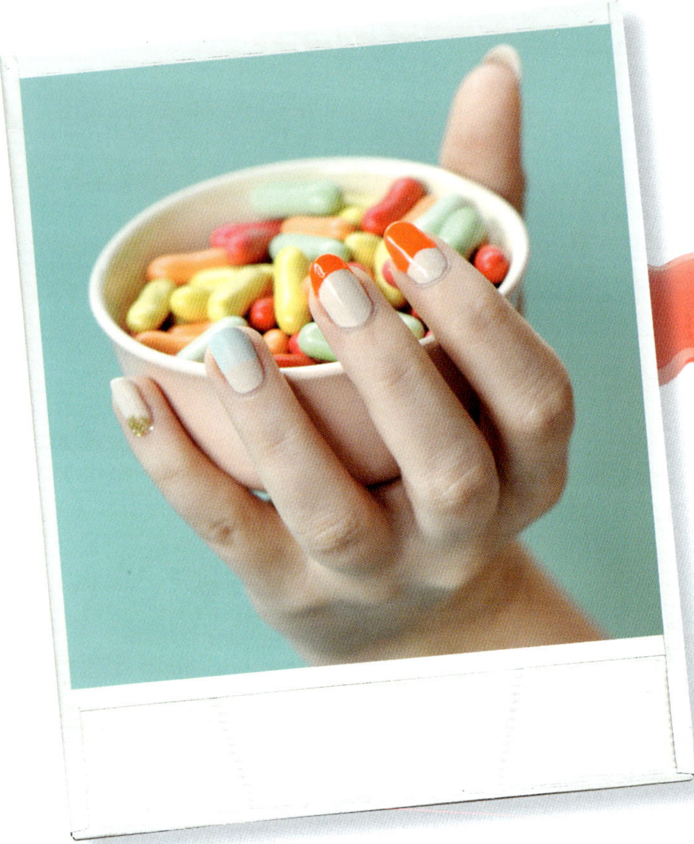

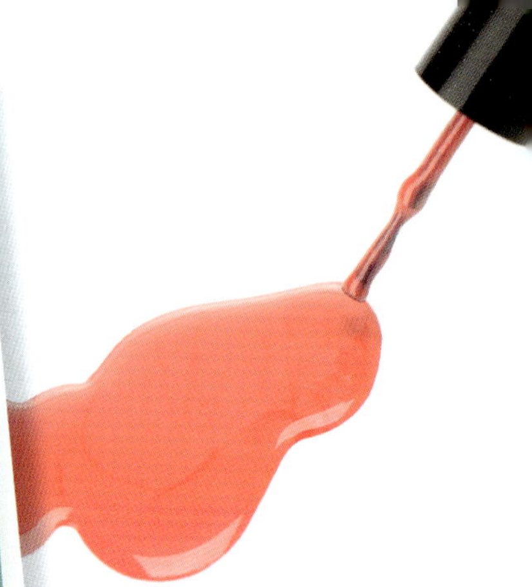

Halbmond-Maniküre

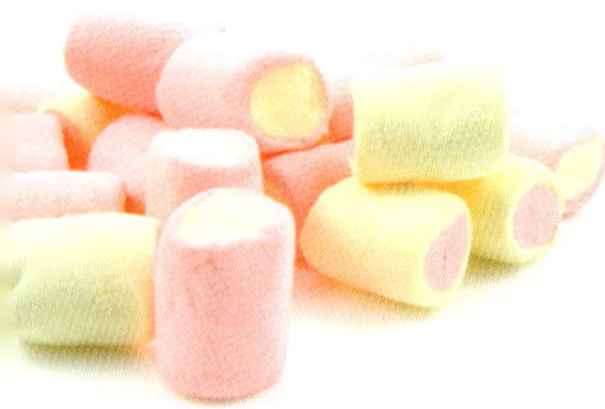

BELIEBT SEIT 1930 und noch immer voll im Trend: der Halbmond! Er ist das klassische Nageldesign schlechthin und endlos kombinierbar: unten, oben oder beides, mit Glitzer oder grellem Neon. Also ran an den Retro-Look!

DU BRAUCHST:

- Base Coat
- Kleberinge
- 2 Nagellacke in Kontrastfarben
- Glitzernagellack
- Top Coat

SO GEHT'S:

Trage den Base Coat auf. Dann lackierst Du mit einer Nagellackfarbe den ganzen Nagel und lässt alles gut trocknen. Der Lack muss wirklich absolut trocken sein, bevor Du mit Deinem Design startest.

Die Größe des Halbmonds kannst Du selbst bestimmen.

Halbmond

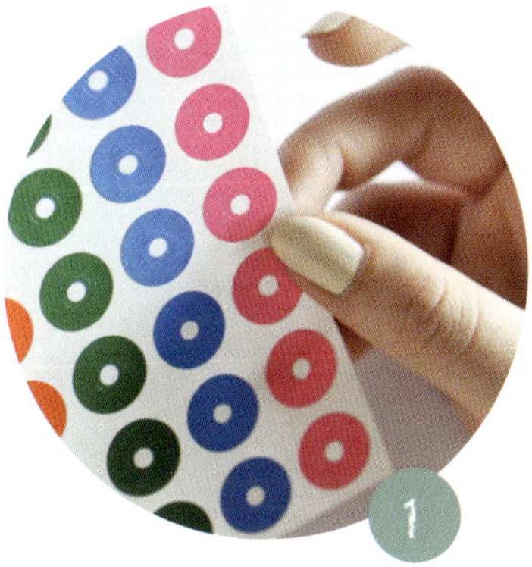

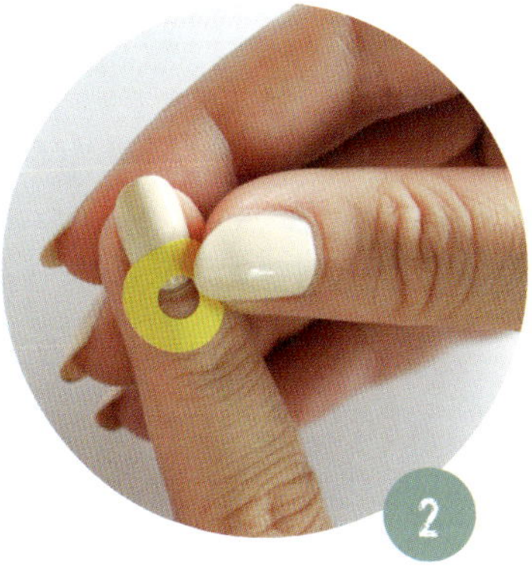

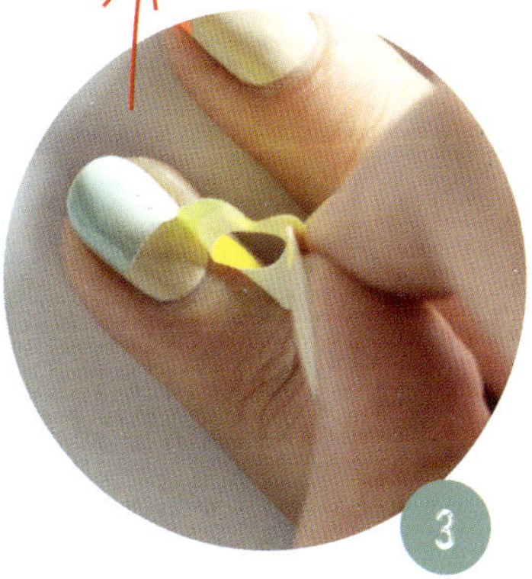

Setze einen Klebering unten auf den Nagel und lackiere die obere Nagelhälfte in einer Farbe.

Ziehe den Sticker mit einer schnellen Bewegung ab und lasse den Lack trocknen. Trage einen Top Coat auf.

French

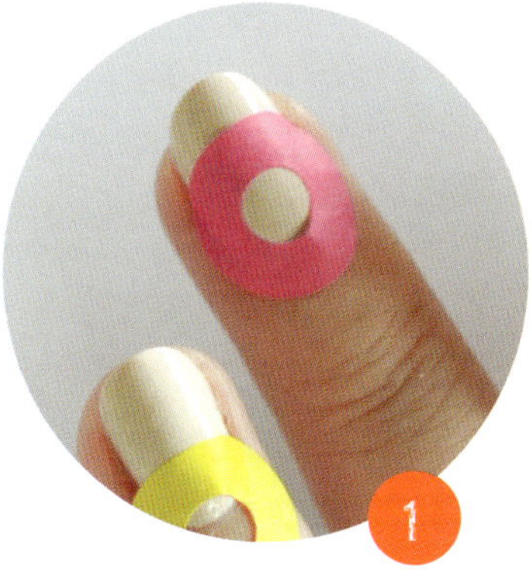

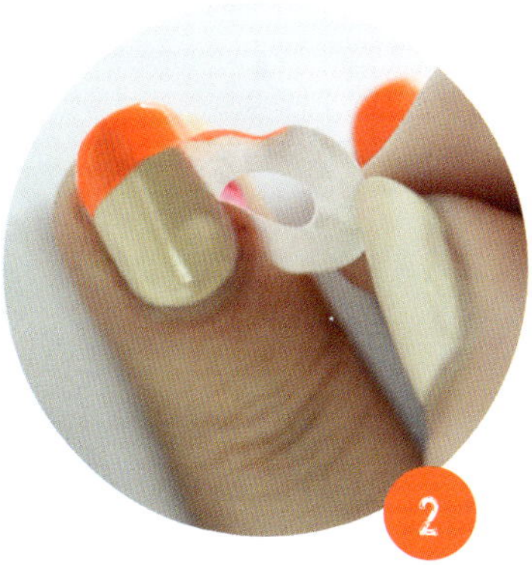

Setze den Klebering oben an den Nagel und lackiere die Nagelspitze über dem Sticker in einer knalligen Farbe. Ziehe den Sticker ab und lasse die Nägel gut trocknen. Es sieht hübsch aus, wenn Du nur die Spitze lackierst und den Rest des Nagels unlackiert lässt. Allerdings solltest Du immer einen Base Coat auftragen und zum Schluss den glänzenden Top Coat nicht vergessen.

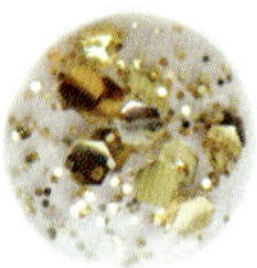

- TIPP -

Mittlerweile kannst Du sogar schon „French Stickers" kaufen. Echt praktisch, aber wenn Du etwas Übung hast, kriegst Du das auch ohne Sticker hin. Nimm entweder einen Striper-Nagellack oder einen normalen Nagellack. Zeichne den Halbmond in einer flüssigen halbrunden Bewegung (siehe Seite 84 und 86).

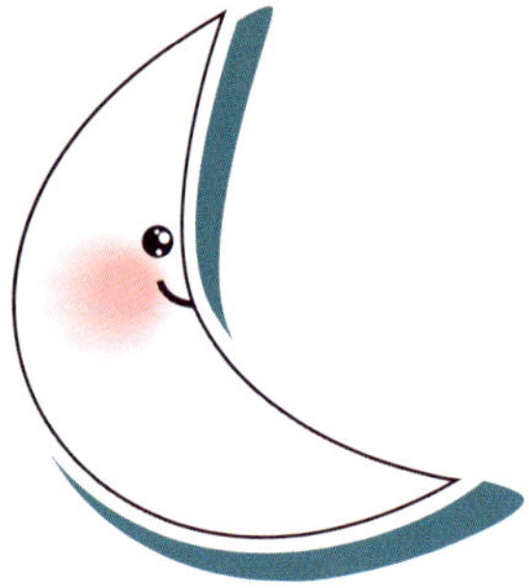

Glitzermond

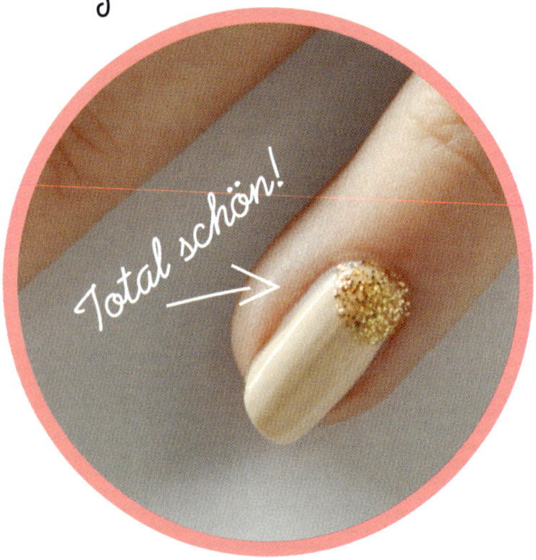

Liebst Du Glitzer? Lackiere Deine Nägel in einem dunklen oder pastelligen Ton und fülle den Halbmond mit Glitter.

Seitlicher Halbmond

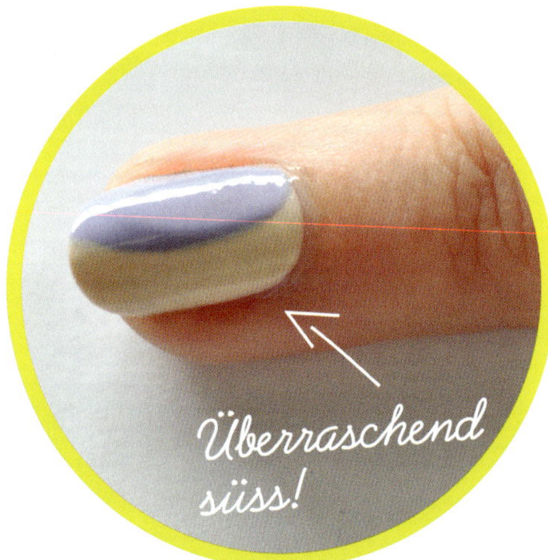

Lust auf Abwechslung? Lackiere Deine Nägel in einem Nude-Ton und zeichne mit einer Pastellfarbe einen seitlichen Halbkreis auf die linke Nagelhälfte.

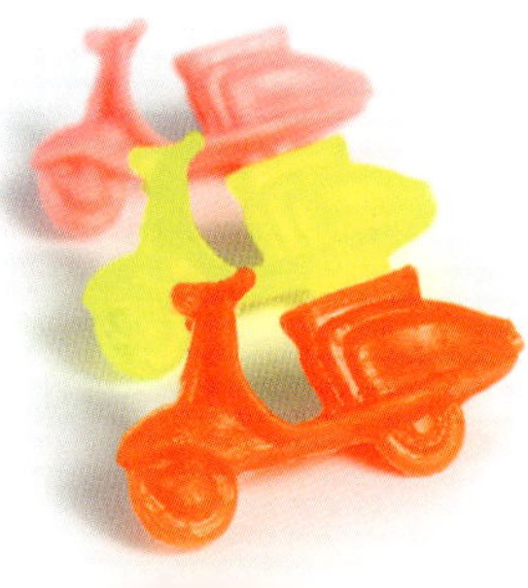

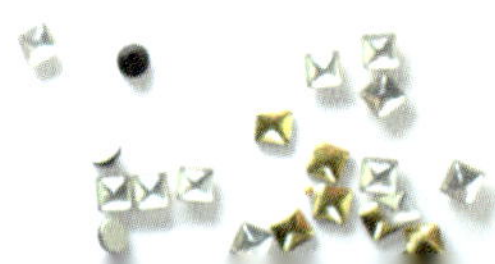

Pünktchenmond

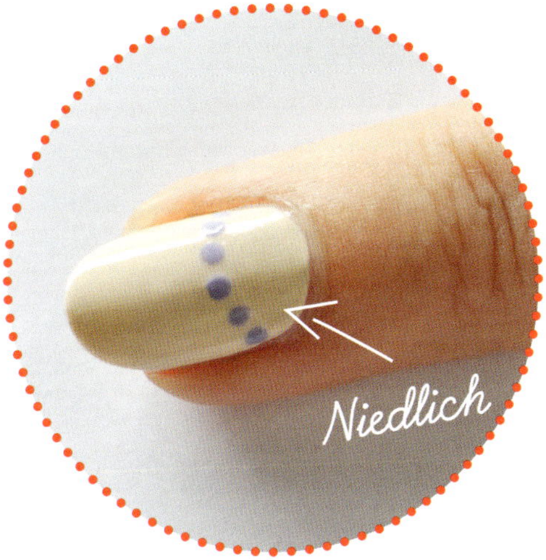

Lackiere Deine Nägel in einer Farbe. Setze mit dem Dotting-Pen kleine Tupfen in Halbmondform auf den Nagel.

Transparenter Halbmond

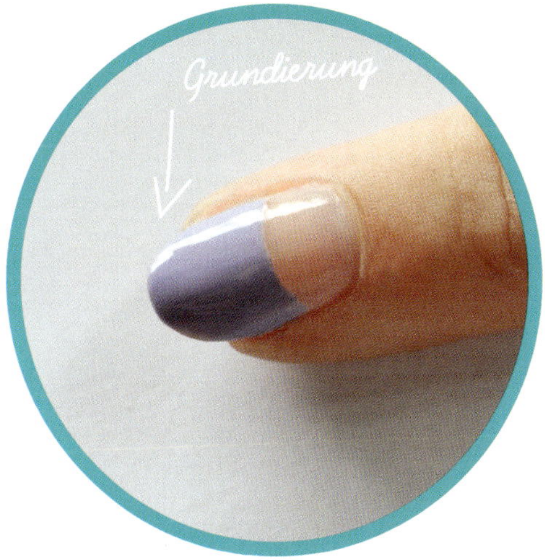

Trage einen Base Coat auf und lasse ihn gut trocknen. Lackiere anschließend den Nagel in einer Farbe Deiner Wahl. Dabei sparst Du den „transparenten“ Halbmond (Unterlack) aus.

Halbmond mit Perlen

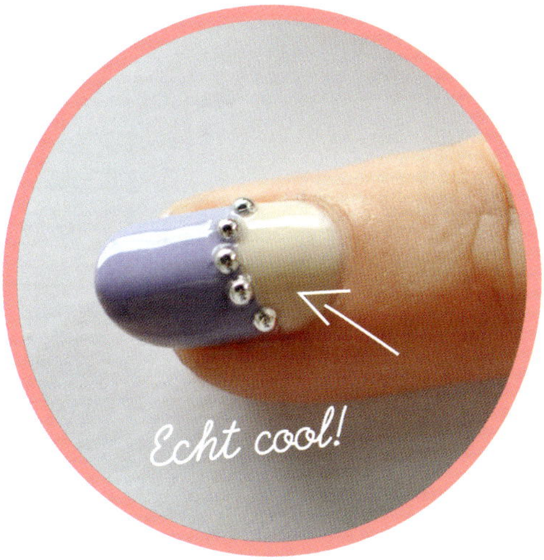

Lackiere Deine Nägel in einer neutralen Farbe. Wähle für die obere Fläche eine dunkle Farbe und verziere den Rand mit einigen Silberperlen (oder mit Strass).

Halbmond mit Nagelsticker

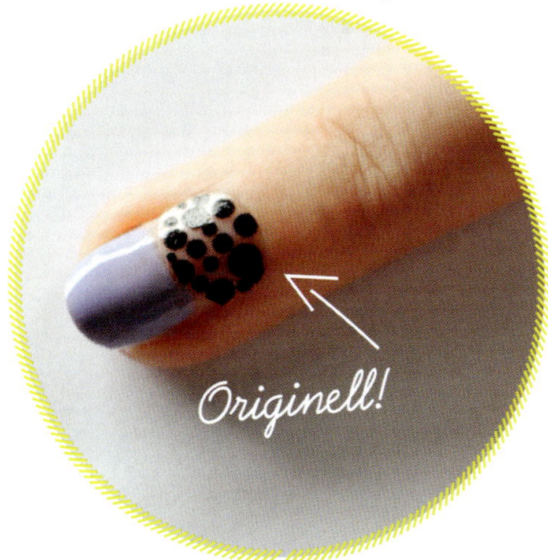

Fette Deine Nägel gut ein und lege einen Nagelsticker über den Nagel. Zeichne nun einen Halbmond auf und lackiere die Fläche von der Nagelspitze bis zum Sticker.

Streifen

ALLES NUR GESTREIFT? In wenigen Schritten hast Du die gestreifte Nail-Art-Technik raus. Egal, ob Du Dich für ein einfaches Streifenmuster oder für ein eigenwilliges Design entscheidest: Der (Strich-) Code sagt: Immer der Reihe nach!

5 x Inspiration!

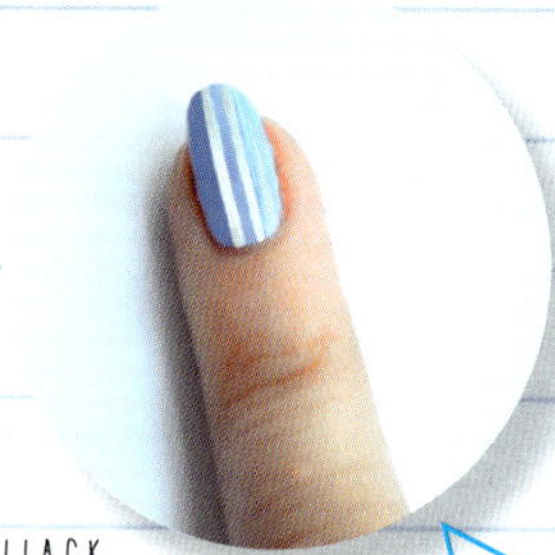

DU BRAUCHST:

- BASE COAT
- NAGELLACK
- STRIPER-NAGELLACK
- KLEBEBAND
- AUSSERDEM: STRIPING-TAPE (ODER STICKER)
- TOP COAT

SO GEHT'S:

Trage auf alle Nägel den Base Coat auf. Fertig? Dann lackiere den kleinen Finger in Weiß oder in einer hellen Farbe. Mit einer anderen Nagellackfarbe (oder mit dem Striper) ziehst Du feine Striche. Zuerst einen Strich in der Mitte und dann jeweils Striche links und rechts davon. Supereinfach, oder?

Verspielte Streifen

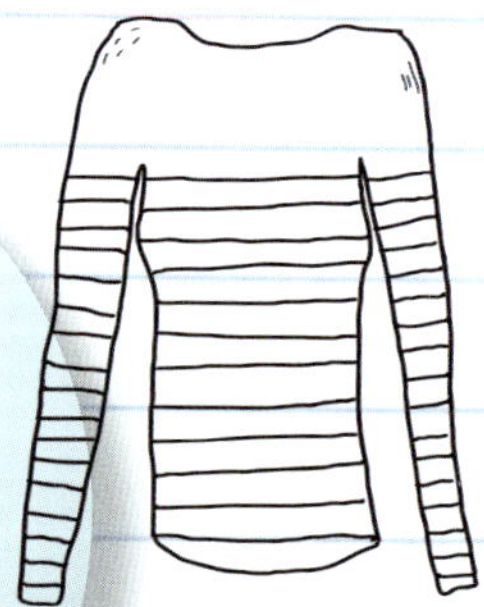

ALLES STREIFEN UND DOCH VERSCHIEDEN. SUCHE DIR DAS STREIFENMUSTER AUS, DAS AM BESTEN ZU DIR PASST!

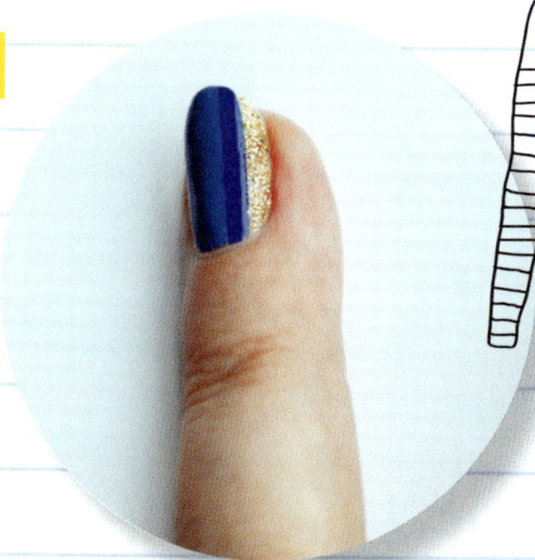

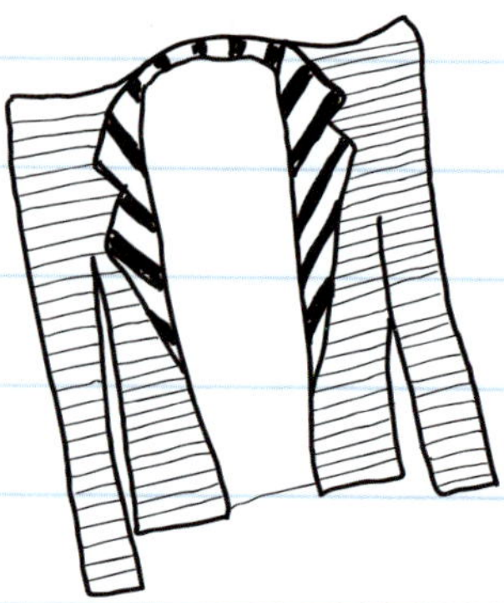

Magst Du es lieber etwas verspielter? Dann lackiere Deine Nägel mit Glitzernagellack. Trage mit dem Nagellackpinsel einen breiten Streifen in der Nagelmitte auf. Ziehe nun links und rechts vom Farbstreifen einen feinen schwarzen Strich als Borte.

Ombre-Effekt

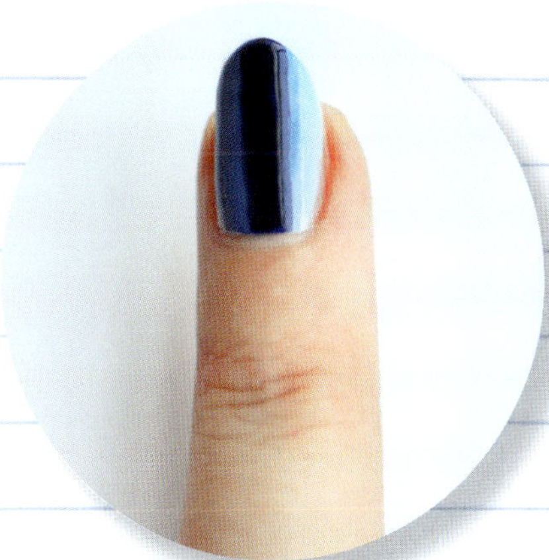

Für den Farbverlauf auf dem Nagel lackierst Du den Nagel zunächst in einer hellen Farbe. Wähle drei bis vier Abstufungen desselben Farbtons. Trage einen breiten Streifen in der dunkelsten Nuance auf. Dann ziehst Du links und rechts davon feinere Streifen in heller werdenden Nuancen. Die hellste Farbe kommt ganz nach außen.

Streifenmuster

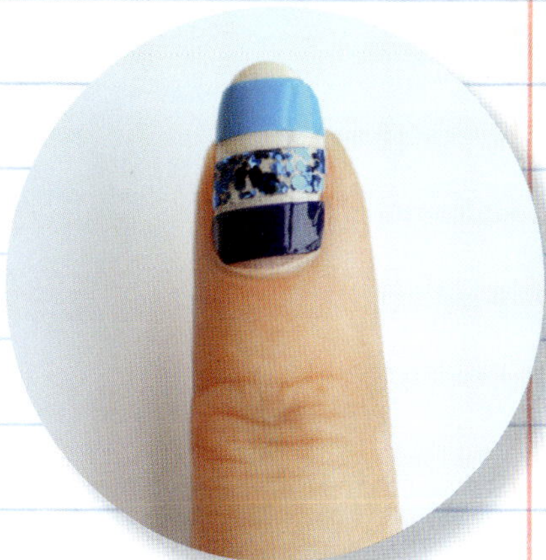

Ein ziemlich originelles Muster. Nimm einen Streifen Klebeband und halte ihn fest gespannt. Nun startest Du mit einem farbigen Lack und malst einige Streifen auf das Klebeband. Lasse die Streifen trocknen. Schneide mit einer Zier- oder Zickzackschere von dem Klebebandstreifen feine Streifen ab und klebe sie auf den Nagel. Trage noch einen Top Coat auf und schon hast Du brillante Nail-Art!

Flechtmuster

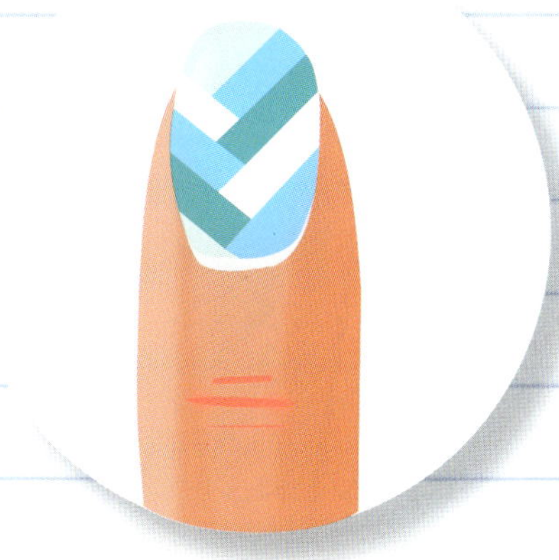

Wenn Du Dir mehr zutraust, dann wählst Du ein Flechtmuster. Das ist ruckzuck fertig. Lackiere die Nägel in einer Grundfarbe. Suche Dir zwei zusätzliche Farben. Ziehe mit einer Farbe einen ersten schrägen Streifen über die Nagelplatte. Genauso verfährst Du mit der zweiten Farbe. Mache bis oben weiter und fertig ist das Flechtmuster!

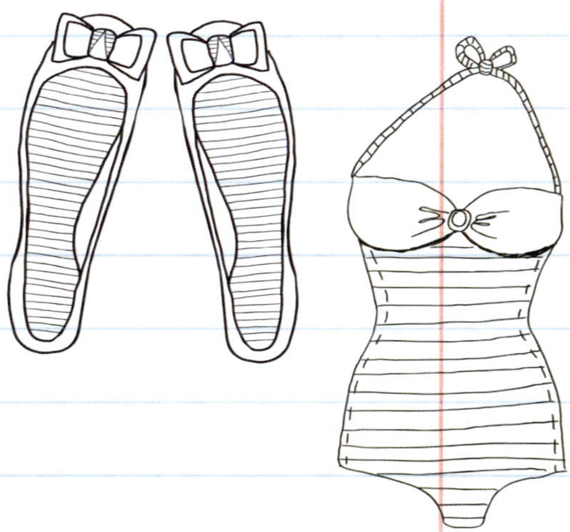

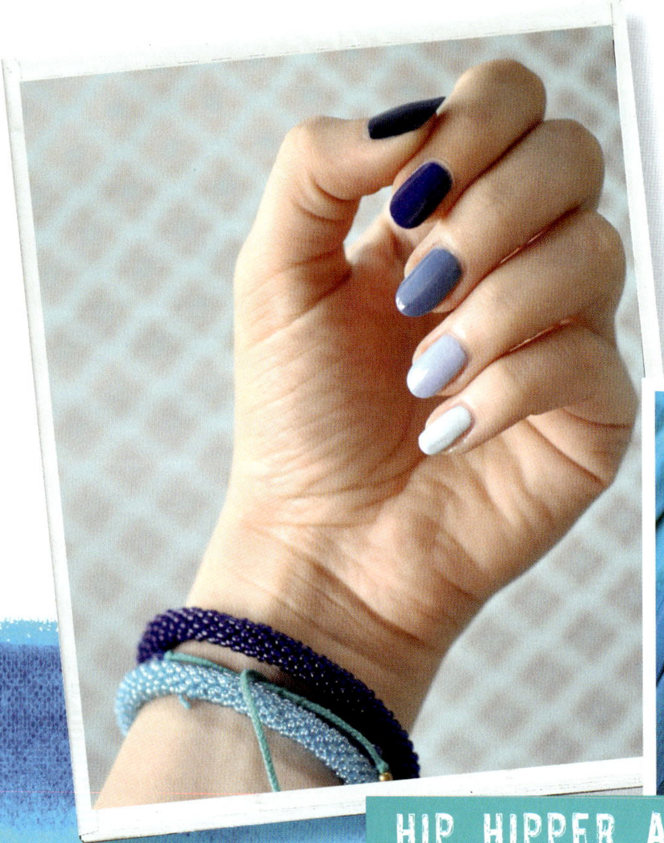

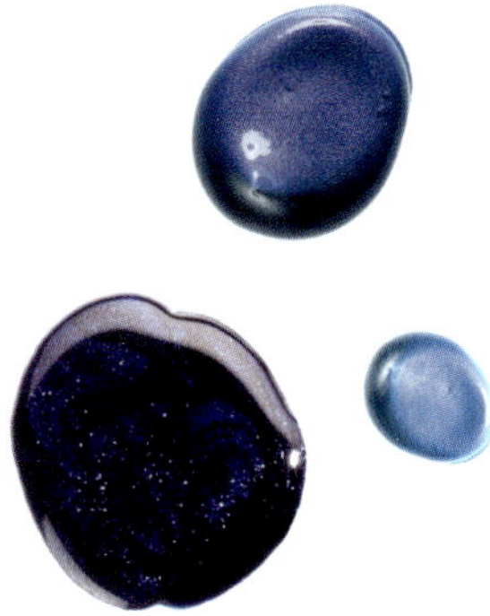

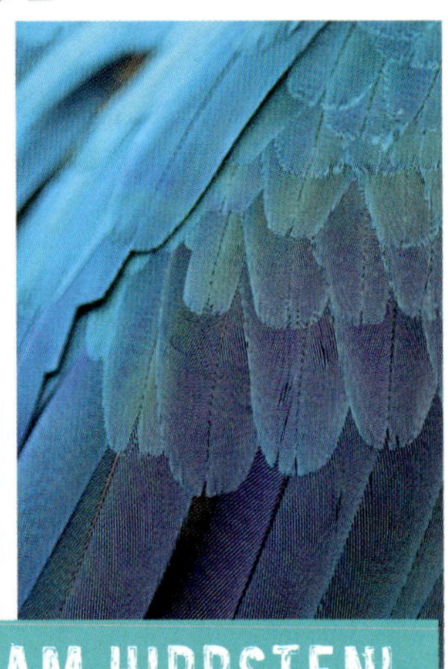

HIP, HIPPER, AM HIPPSTEN!

Ombre

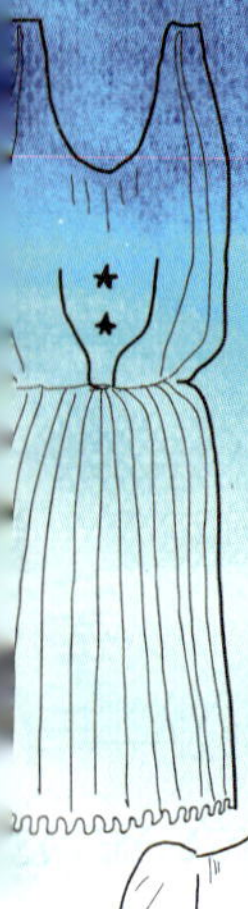

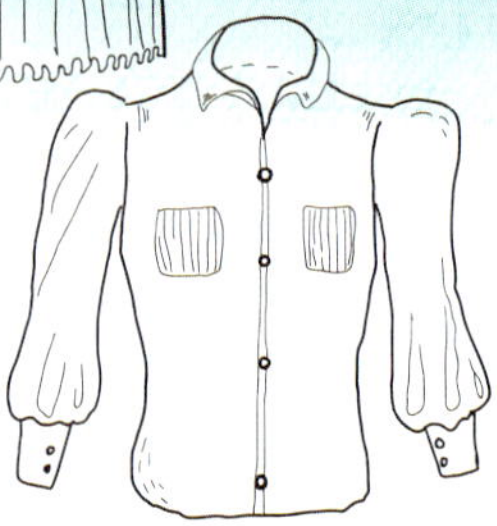

OMBRE = INEINANDER VERLAUFENDE FARBSCHATTIERUNGEN (VON HELL NACH DUNKEL)

Das ist kein cooler Trend, sondern eine richtig tolle Technik.

Ombre-Look an einer Hand / von hell nach dunkel

DU BRAUCHST:

- Base Coat
- 5 verschiedene Nagellackfarben (Abstufungen)
- Top Coat

SO GEHT'S:

Wähle fünf Farben in der Abstufung hell bis dunkel. Trage zuerst den Base Coat auf. Fange mit dem kleinen Finger an (in der hellsten Farbe) und gehe weiter bis zum Daumen (dunkelste Farbe). Ganz einfach und trotzdem superschick!

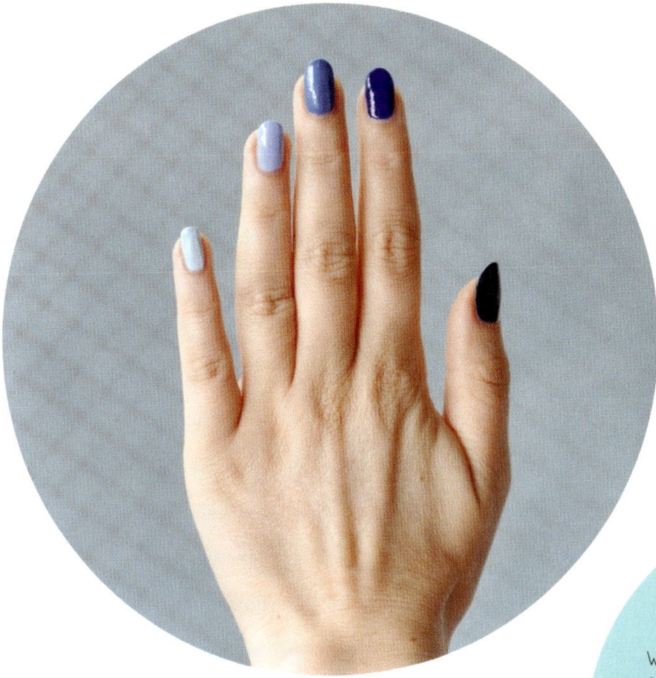

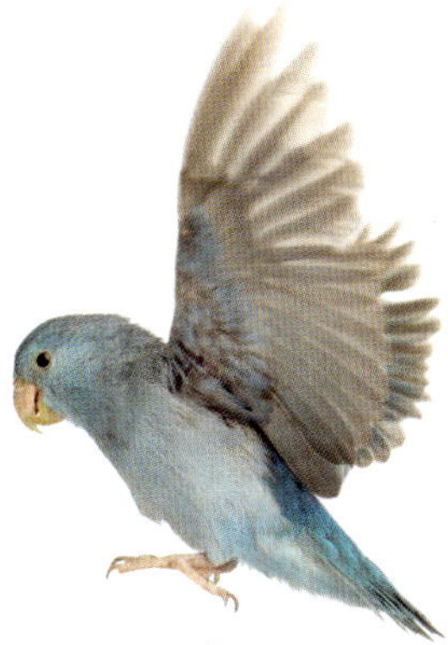

- TIPP -

Wirf einen Blick auf Deine Nagellacksammlung. Von welcher Farbe hast Du die meisten Lacke? Vielleicht von Deiner Lieblingsfarbe Blau? Suche nun fünf verschiedene Blautöne von dunkel bis hell heraus. Gefunden? Mehr brauchst Du eigentlich nicht.

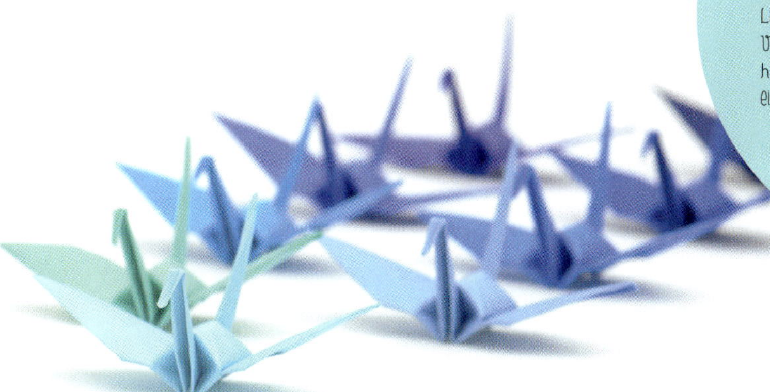

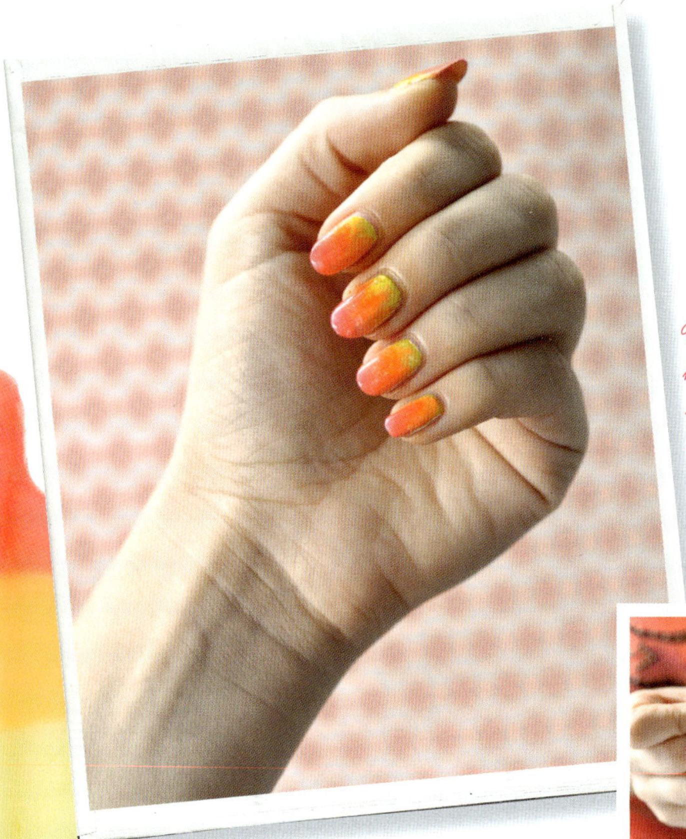

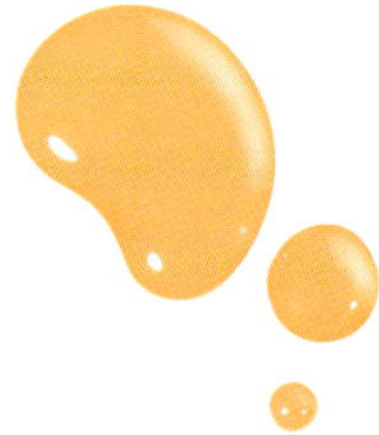

Für ein perfektes Ergebnis kannst Du Dein Design noch mit einem Pinsel etwas ausgleichen oder neue Farben hinzunehmen.

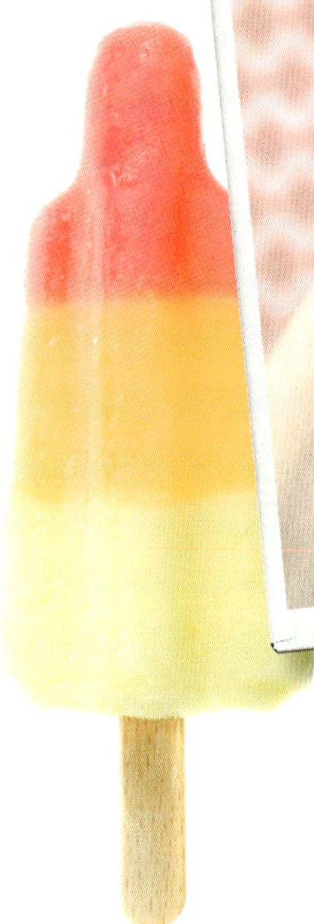

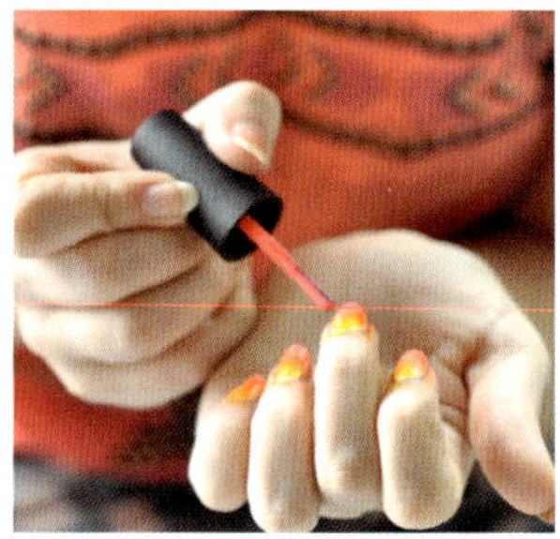

02 Ombre-Look in Schichten

DU BRAUCHST:

- Base Coat
- weissen Nagellack
- 2-3 verschiedene Farben Nagellack
- Make-up-Schwamm
- Top Coat

SO GEHT'S:

Trage den Base Coat auf, dann kommen zwei dünne weiße Lackschichten auf Deine Nägel. So, die Grundierung ist fertig. Gib nun zwei bis drei Farben Nagellack nebeneinander auf den Make-up-Schwamm. Der Lack kommt möglichst auf die flache Seite des Schwämmchens – so erzielst Du das schönste Resultat. Nimm das Schwämmchen zwischen Deine Finger und drücke es in drehenden Bewegungen (von links nach rechts) auf den Nagel. Gib noch etwas Lack auf den Schwamm und wiederhole den Vorgang, bis Du das gewünschte Ergebnis erzielst.

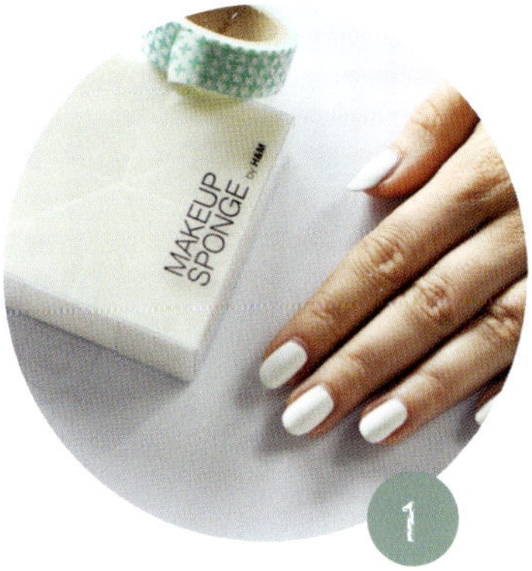

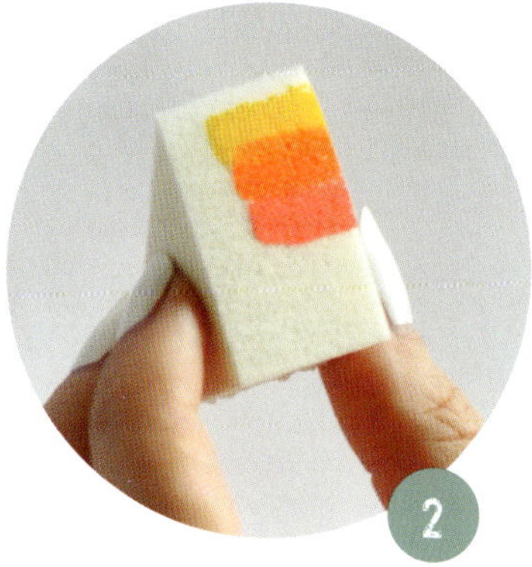

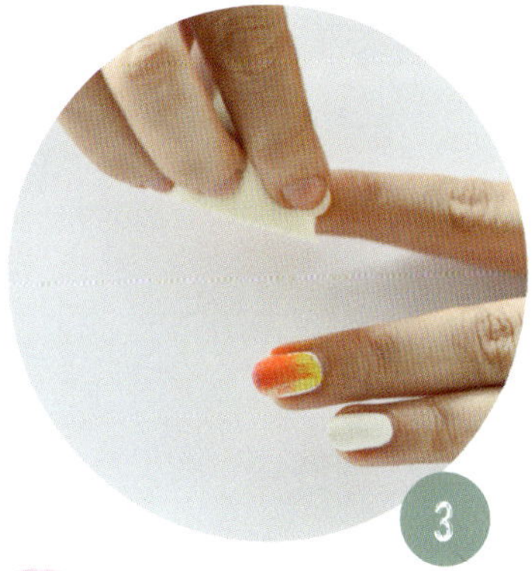

- TIPP -

Nachdem Du den Nagellack auf den Schwamm aufgetragen hast, solltest Du ihn möglichst zügig auf den Nagel übertragen. Sonst trocknet der Farbverlauf ein und das Schwämmchen bleibt kleben.

SUNSET

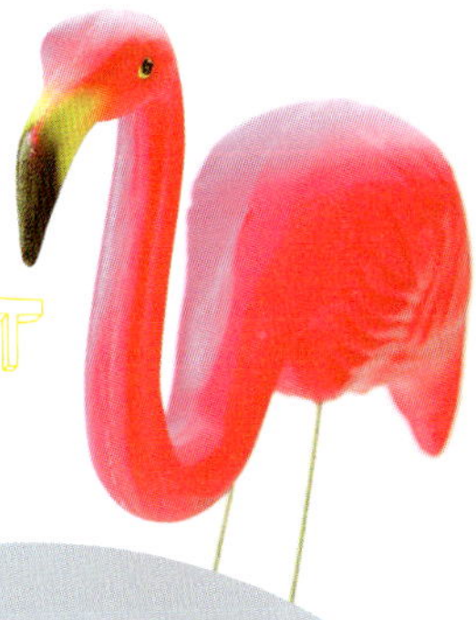

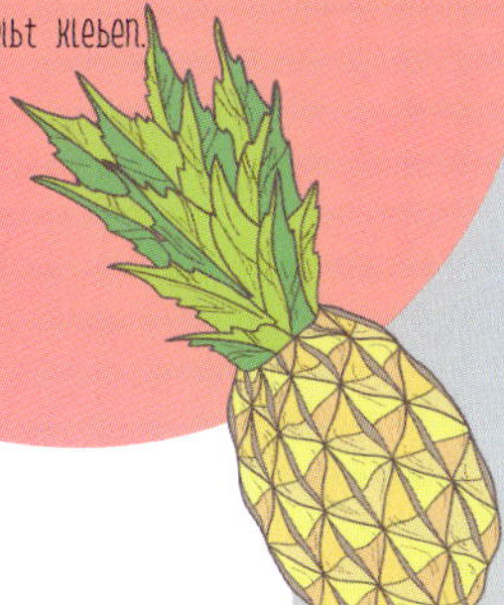

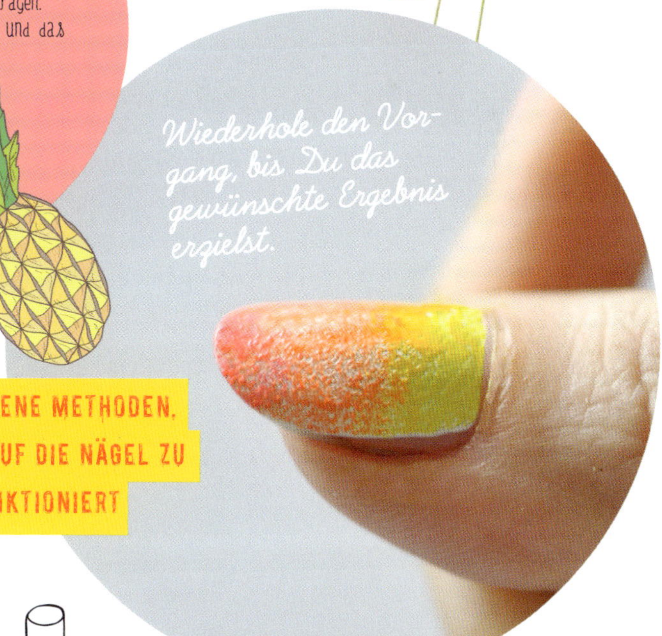

Wiederhole den Vorgang, bis Du das gewünschte Ergebnis erzielst.

ES GIBT VIELE VERSCHIEDENE METHODEN, UM DEN OMBRE-EFFEKT AUF DIE NÄGEL ZU BRINGEN. ABER DIESE FUNKTIONIERT GARANTIERT!

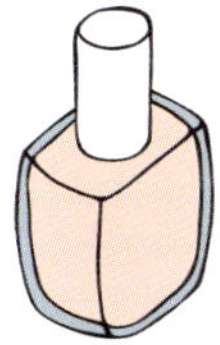

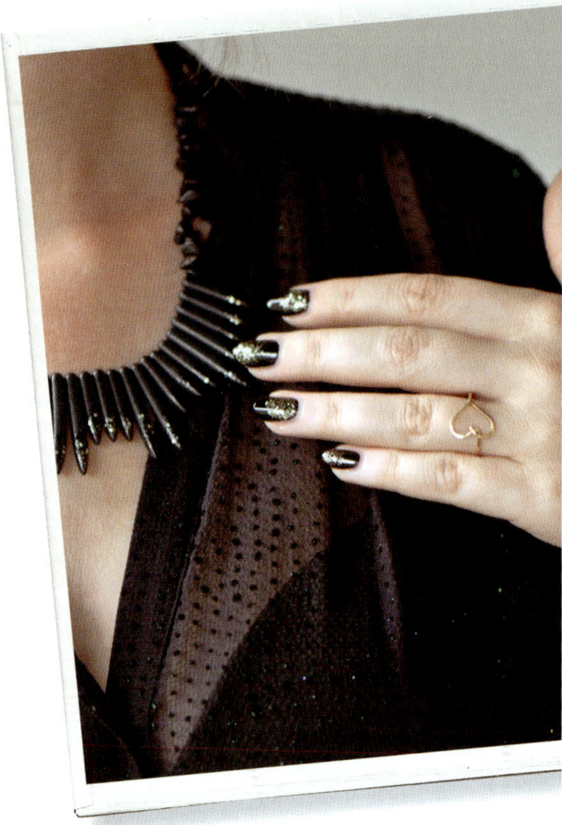

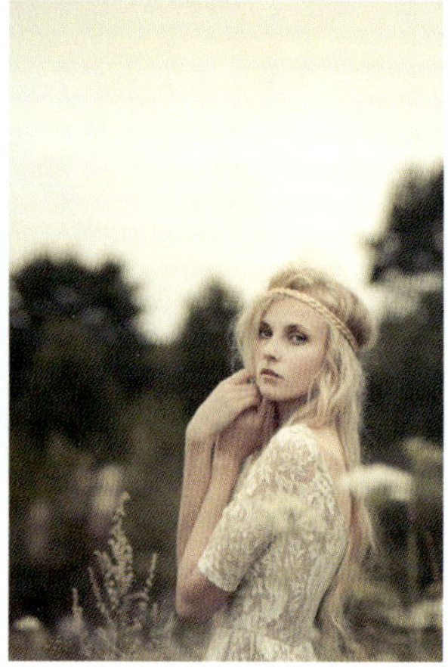

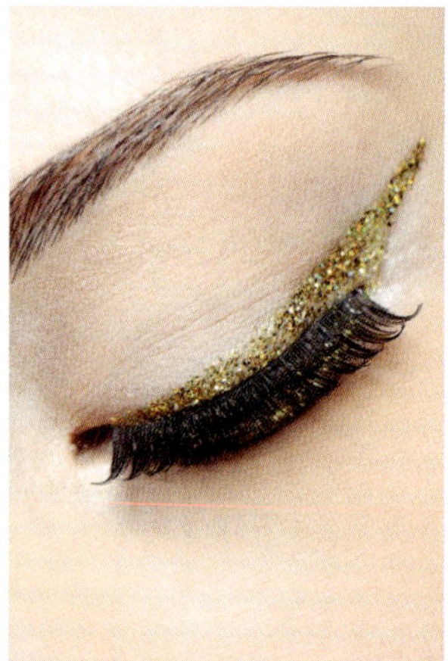

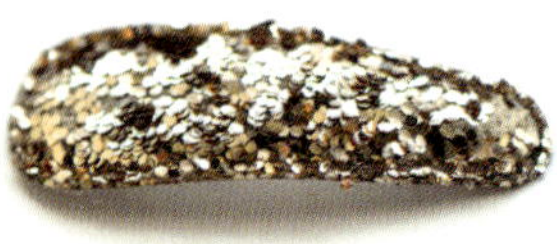

Ombre-Look mit Glitter

DU BRAUCHST:

- Base Coat
- Nagellack
- Glitzernagellack
- Top Coat

SO GEHT'S:

Trage einen Base Coat auf und lasse ihn gut trocknen. Lackiere danach alle zehn Nägel in einer Farbe Deiner Wahl. Schwarz, Nude- oder Pastelltöne sind die perfekte Grundlage für den Ombre-Effekt mit Glitzer. Tupfe einige Tropfen Glitzernagellack auf die Nagelmitte und lasse ihn leicht nach oben oder unten verlaufen. Egal, ob der Ombre-Effekt nun unten oder oben am Nagel aufgetragen wird; er sollte etwa zwei Drittel des Nagels abdecken.

Lasse die Ombre-Technik am besten oben am Nagel beginnen und trage hier noch extra Glitter auf. Wenn Du unten beginnst, dann trägst Du hier den Glitzer auf. Du hast die Wahl! Eins ist sicher: Der neueste Ombre-Trend ist *absolutely fabulous!*

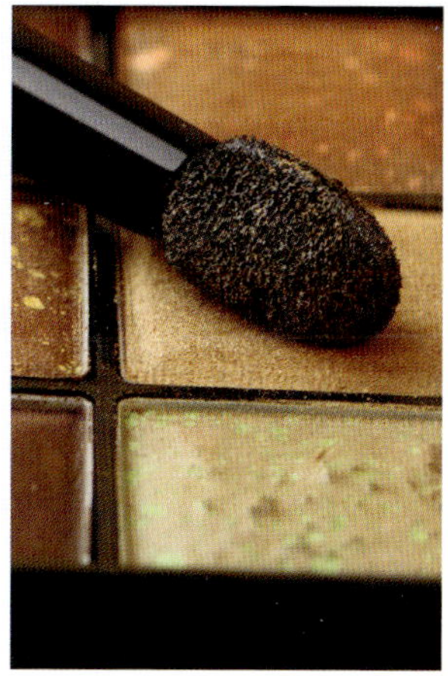

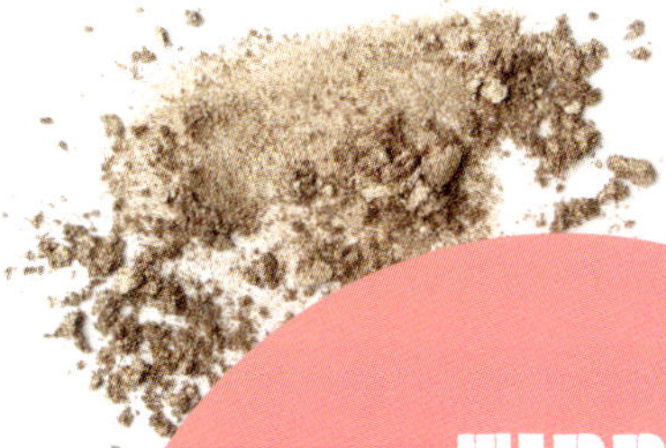

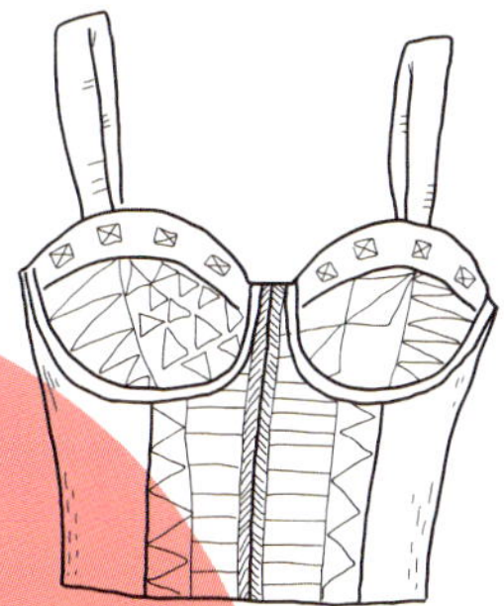

- TIPP -

Nimm einfach mal einen Glanznagellack als Grundierung. Mit etwas Extraglitzer bekommen Deine Nägel einen feinen Schimmer. Machst Du das zum ersten Mal? Klebe am besten Deine Finger ab. Hast Du an einigen Stellen etwas Lack danebengetupft? Tauche den Pinsel in etwas Nagellackentferner, dann kannst Du die kleinen Fehler ausgleichen. Ein Korrekturstift ist ebenfalls superpraktisch.

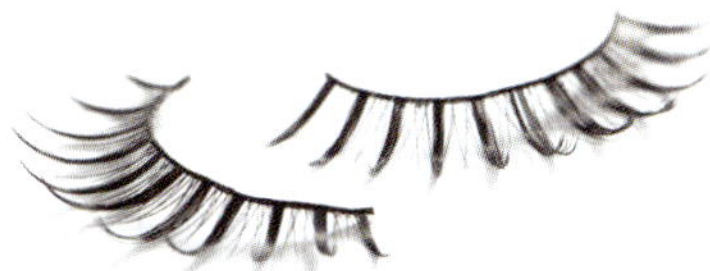

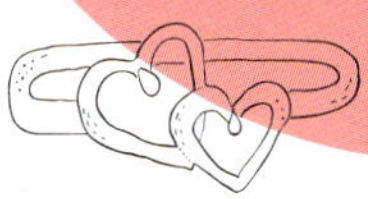

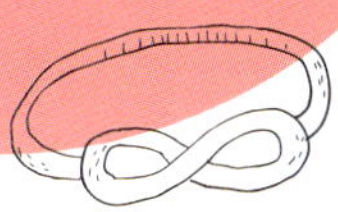

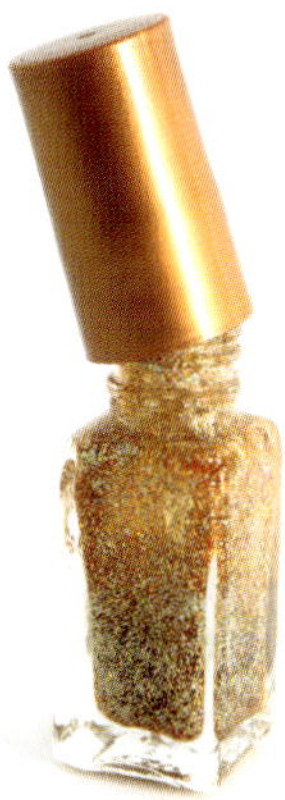

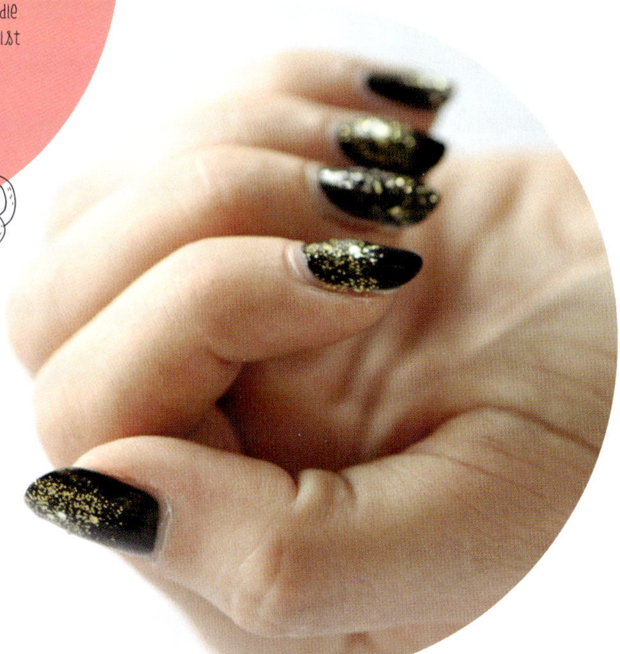

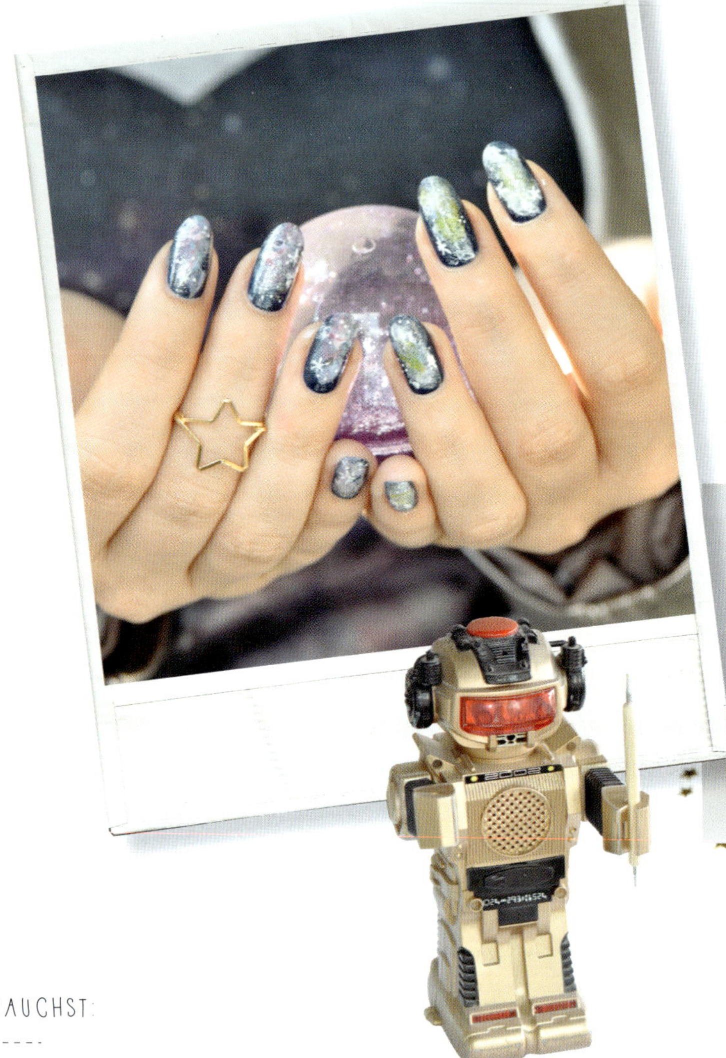

FAR FAR AWAY

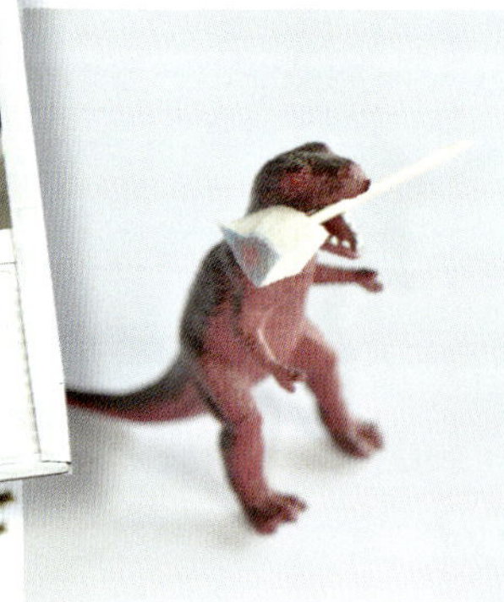

Auch schön zum Verzieren der Nägel!

DU BRAUCHST:

- Base Coat
- schwarzen oder dunkelblauen Nagellack
- spacige Farben
- Metallic-Nagellack
- Glitzernagellack
- weissen Nagellack
- Nail-Art-Stift
- Zahnstocher
- Make-up-Schwamm
- Top Coat

Gelb, Helllila, Koralle, Weiss ...

Space-Nägel

ABSOLUT KEINE IDEEN? Dann entscheide Dich für ein spaciges Thema! In drei Schritten verwandelst Du Deine Nägel in ein intergalaktisches Sternenbild.

SO GEHT'S:

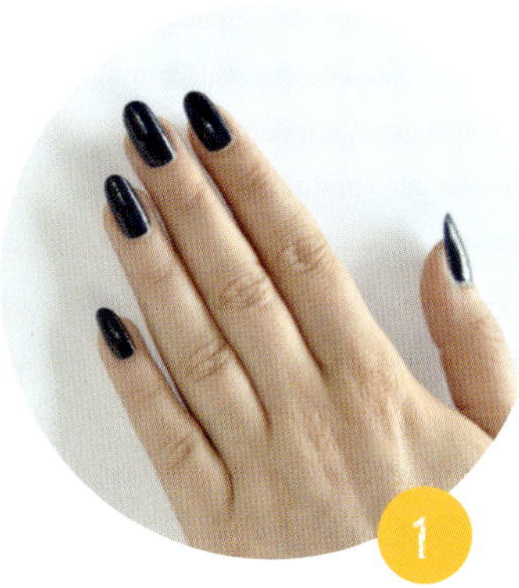

Trage zunächst den Base Coat und anschließend den schwarzen und blauen Nagellack (zwei Schichten) auf. Du kannst auch eine dunkle Schicht wählen und mit einer Metallic-Farbe abschließen – für den extramagischen Effekt.

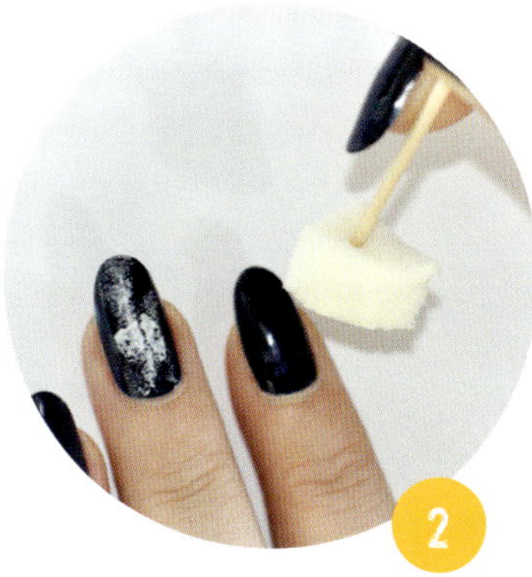

Stecke ein Schwammstück auf einen Zahnstocher und tupfe es in den Nagellack. Du kannst es auch zwischen die Finger nehmen. Fange mit Weiß an und drücke den Lack vorsichtig in beliebigem Muster auf den Nagel. Stemple in die Nagelmitte eine Art Weltall. Wiederhole diesen Schritt mit den anderen Farben und stemple sie abwechselnd um das Weiß herum auf den Nagel.

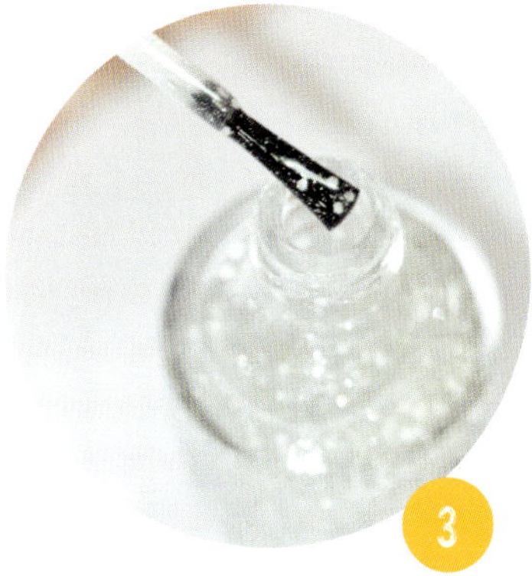

Trage den Glitzernagellack ganz dünn auf. Nimm silbernen oder weißen, der erinnert an Sterne. Für mysteriösen Glanz sorgt der abschließende Top Coat.

Extra: Sterne malen

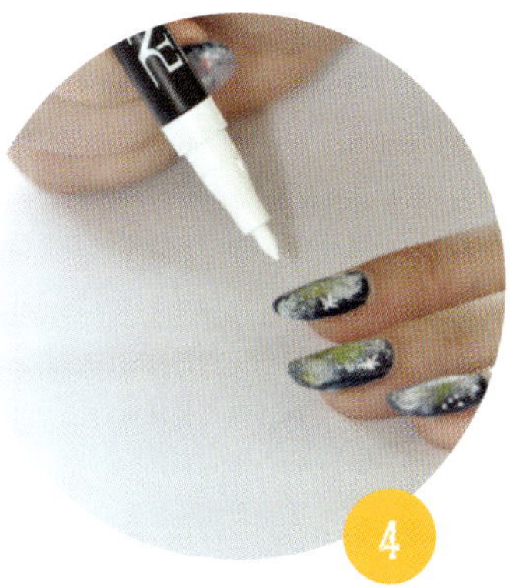

Nimm einen feinen, weißen Nail-Art-Stift und zeichne kleine Sternchen auf den Nagel. Oder verwende Zahnstocher als Dotting-Pen: damit kannst Du sehr filigran arbeiten!

- TIPP -

Die Grundierung sollte trocken sein, bevor Du mit dem nächsten Schritt beginnst. Sonst besteht die Gefahr, dass der Nagellack am Schwamm festklebt.

Hast Du keinen Nail-Art-Stift? Dann gib weißen Nagellack auf ein Stück Papier oder streiche mit dem Zahnstocher am Nagellackpinsel entlang. Tauche den Zahnstocher vorsichtig in den Lack, tupfe dann einige größere Punkte auf den Nagel und verteile außenherum einige kleine Tupfen. Wiederhole den Vorgang auf jedem Nagel zwei- bis dreimal. Wie hell strahlen doch die Sterne!

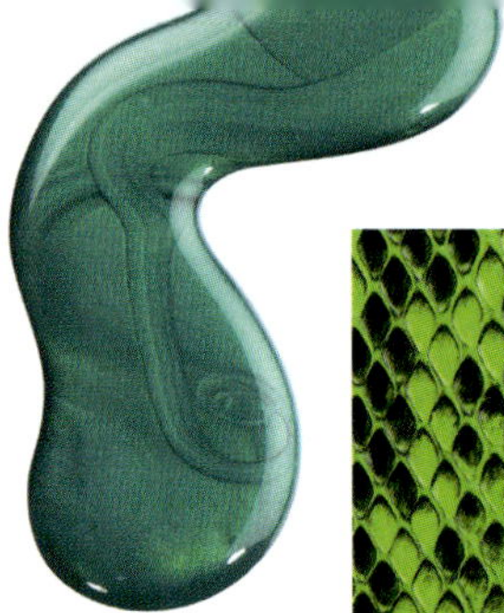

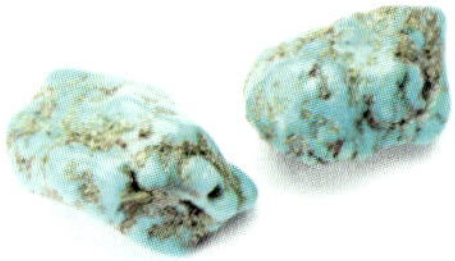

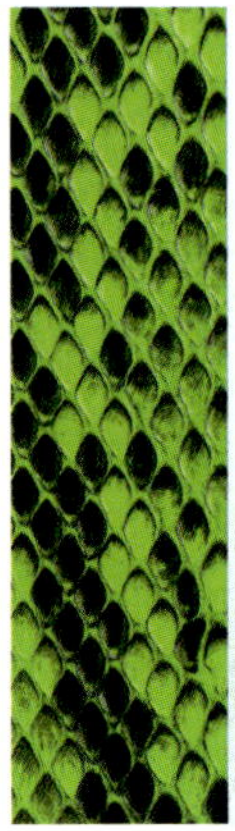

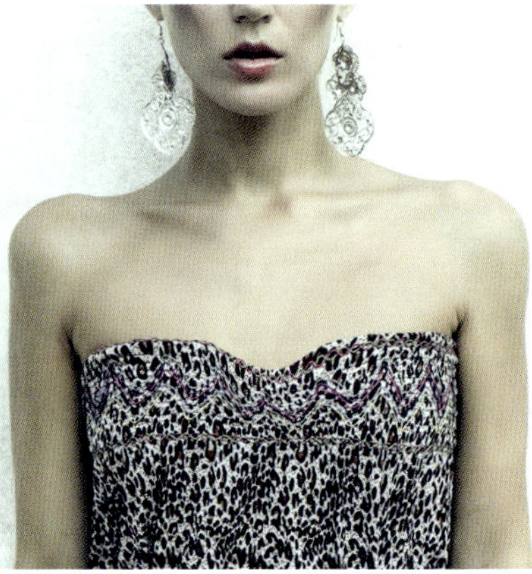

Prints

ES GIBT JEDE MENGE SUPERCOOLE NAGELPRINTS.

Hier kommen drei Vorlagen.

Opal-Nägel (Türkis und Gold)

DU BRAUCHST:

- Base Coat
- türkisfarbenen Nagellack
- goldfarbenen Nagellack
- Transparent- oder Frischhaltefolie
- Top Coat

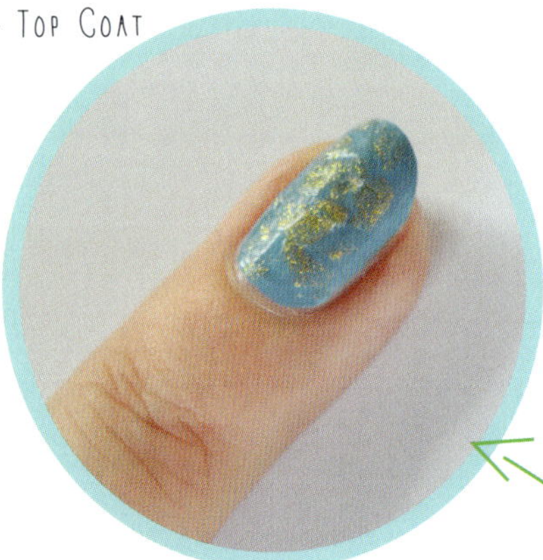

Nägel in Opal, echter Goldschimmer auf Deinen Nägeln ... Wer kann da widerstehen?

SO GEHT'S:

Trage zuerst den Base Coat und dann den Türkislack auf. Zwei dünne Schichten reichen. Den Lack gut trocknen lassen. Gib etwas Goldlack auf einen Plastikteller. Knülle ein großes Stück Folie zusammen und tauche es in den Goldlack (oder gib mit dem Nagellackpinsel etwas Lack auf die Folie). Tupfe die Folie vorsichtig auf Deine Nägel. Nach und nach zeigen sich hübsche kleine Gold-Sprenkel. Der Top Coat gibt dem Opal-Nagel noch Extraglanz.

Sieht auch auf knallig orangefarbenem oder schwarzem Nagellack super aus!

Schlangenprint

Wer ist nicht total verrückt nach Tierprints? Mit dieser einfachen Technik bringst Du Schlangenhaut auf Deine Nägel. Kann's losgehen?

Du brauchst:

- Base Coat
- weissen Nagellack
- 2 weitere Farben Nagellack
- 1 kleines Stück Tüll
- 1 Make-up-Schwamm
- 1 Plastikunterlage oder Stück Papier
- schwarzen Nagellack
- Top Coat

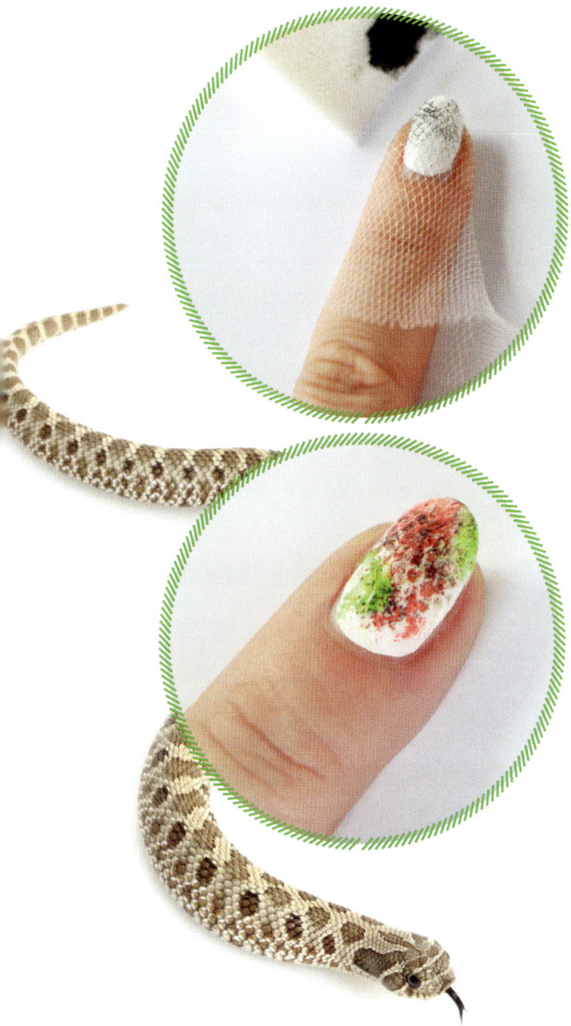

So geht's:

Zuerst kommt der Base Coat auf die Nägel. Trage anschließend die weiße Grundierung auf. Die goldene Regel lautet: Immer gut trocknen lassen! Gieße ganz wenig farbigen Nagellack auf eine Plastikunterlage oder ein Stück Papier und dippe den Schwamm in den Lack. Bevor Du den Lack auf die Nägel gibst, tupfst Du überschüssige Farbe auf das Papier. Schneide ein kleines Stück Tüll zu und ziehe es über Deinen Nagel. Halte es mit dem Finger hinter dem Nagel straff gespannt. Nun tupfst Du den Make-up-Schwamm mit dem Nagellack vorsichtig auf den Nagel. Mehrfach wiederholen. Dabei arbeitest Du von hell nach dunkel. Das heißt, der schwarze Nagellack kommt erst ganz zum Schluss darauf. Dann trägst Du den Top Coat auf … und fertig!

- TIPP -

Sind Dir dunkle Töne lieber? Wenn Du Deinem Design mehr Tiefe geben möchtest, dann tupfe einfach mehrere Male über dieselbe Stelle. Teste zur Abwechslung auch eine knallige Farbe. So ein Design hat nicht jeder.

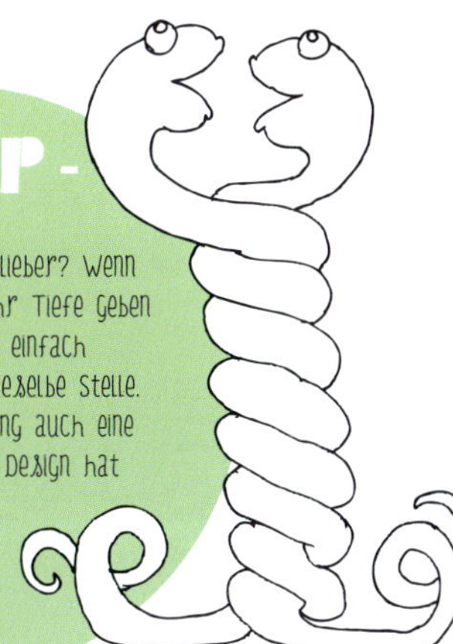

Nail-Art mit Pinsel

DU BRAUCHST:

- Base Coat
- weissen Nagellack
- 1 Lidschattenpinsel
- 2 Farben Nagellack
- Top Coat

Bist Du auf der Suche nach der ultimativen Nail-Art-Technik? Mit einem Lidschattenpinsel kreierst Du einen ganz speziellen Effekt.

SO GEHT'S:

Zunächst kommt auf alle Nägel der Unterlack. Trage dann zwei Schichten weißen Lack auf. Unbedingt gut trocknen lassen. Tauche eine Seite des Lidschattenpinsels vorsichtig in eine Nagellackfarbe und setze damit kleine Sprenkel auf Deine Nägel. Je nach Pinselgröße entsteht so ein individuelles Muster. Drücke nicht zu fest auf, sonst kommt zu viel Lack auf die Nägel. Tauche nun die andere Seite des Pinsels in die zweite Lackfarbe und wiederhole den Vorgang, bis Du das gewünschte Resultat erzielst. Versiegle zum Schluss das Design mit dem Top Coat – so kommen die Farben noch besser zur Wirkung.

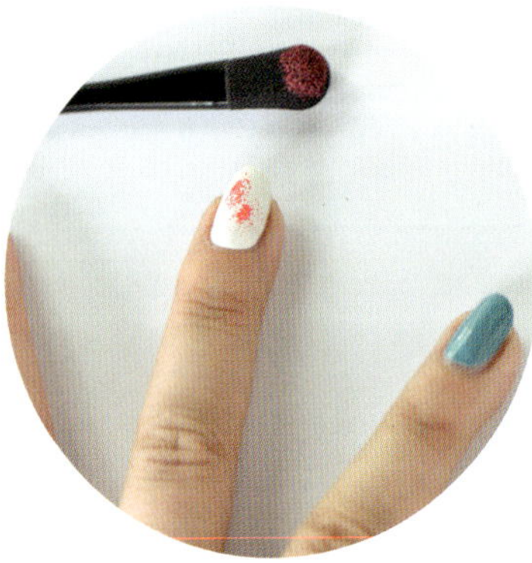

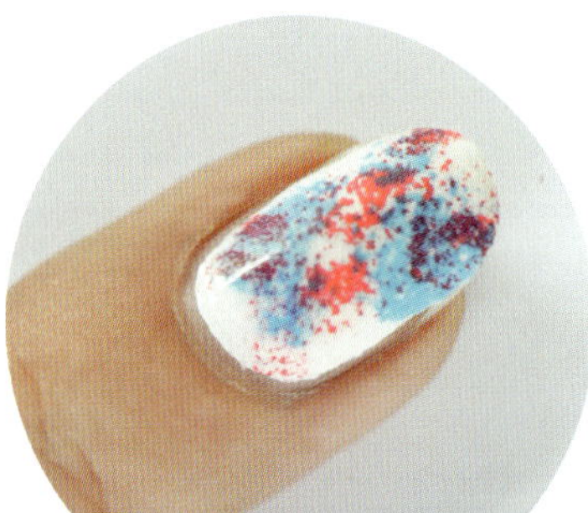

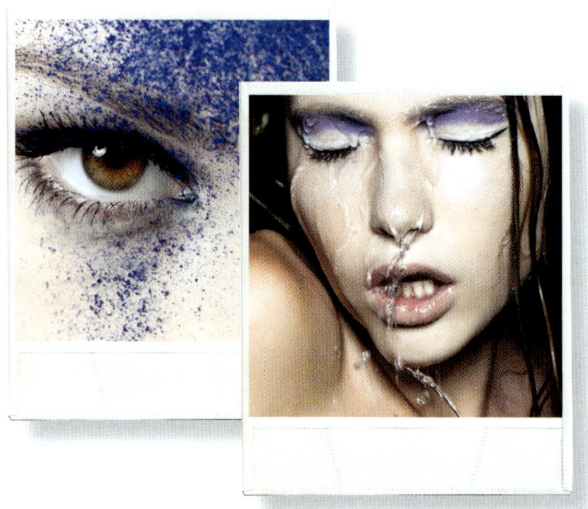

SUCHE DIR VERSCHIEDENE MATERIALIEN AUS UND EXPERIMENTIERE EIN WENIG. SO ENTDECKST DU IMMER WIEDER NEUE TECHNIKEN!

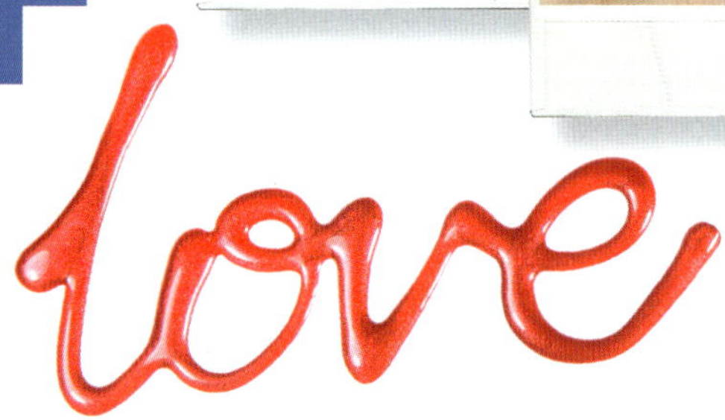

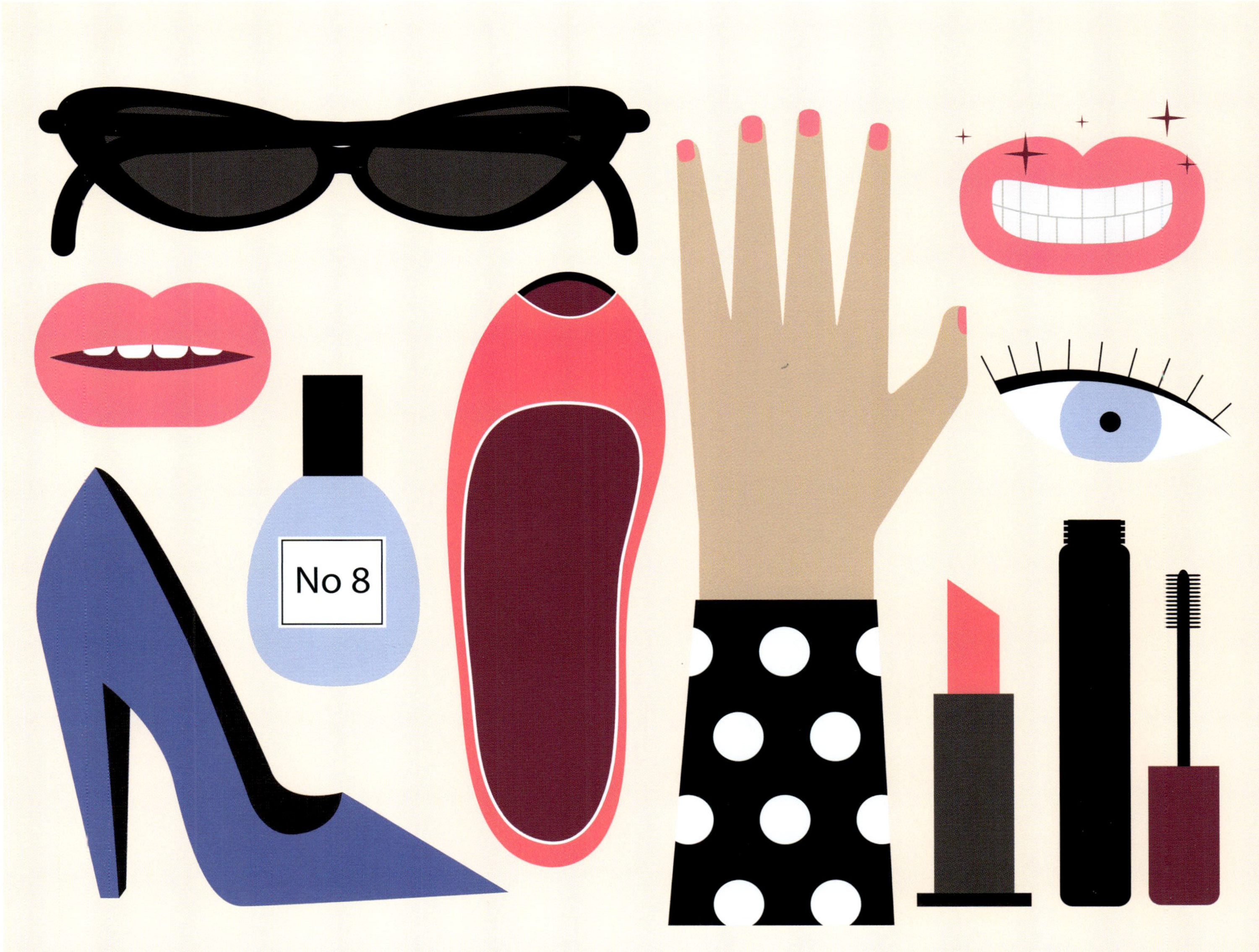
No 8

Marmor-Nägel

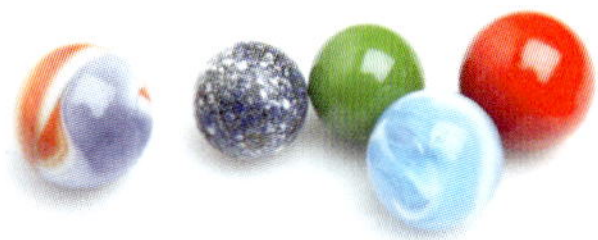

LIEBST DU FARBE UND SCHRILLE NÄGEL? Dann ist diese Technik genau richtig für Dich! Mach Dich gleich an die Arbeit: Für so einen Trend könnte man glatt sterben!
Keine Angst vor Experimenten. Die Marmoriertechnik mag auf den ersten Blick schwierig aussehen, aber auch hier gilt: Mit etwas Übung gelingen Dir wahre Kunstwerke!

Marmorieren BLUB!

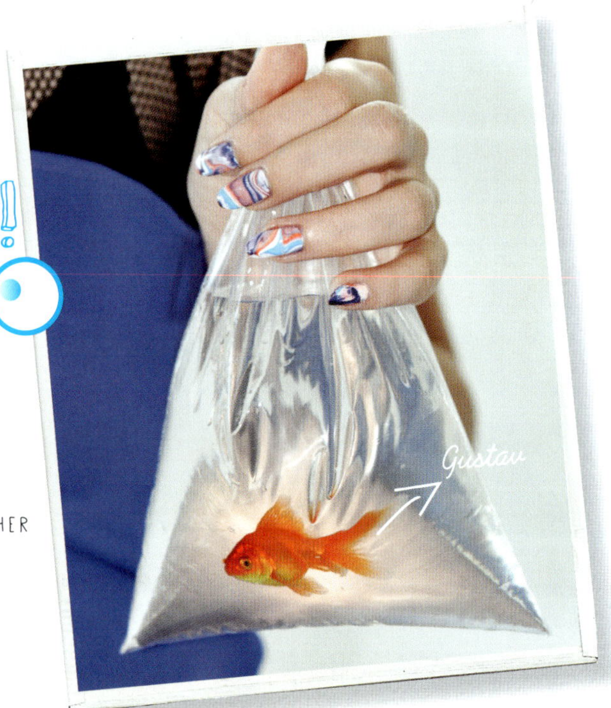

DU BRAUCHST:

- Base Coat
- weissen Nagellack
- 3 Farben Nagellack
- 1 Plastikbecher oder -schüssel
- Klebeband
- Schaschlikspiesse oder Zahnstocher
- Top Coat

SO GEHT'S:

Tipp!

Bevor Du loslegst, suche Dir drei Lieblingsnagellacke aus. Wähle am besten Kontrastfarben. Beim Auftragen der verschiedenen Farbschichten gibst Du jeweils einige Tropfen weißen Nagellack dazwischen – so wird die Marmorierung noch schöner!

EVERY DAY I'M MARBLING

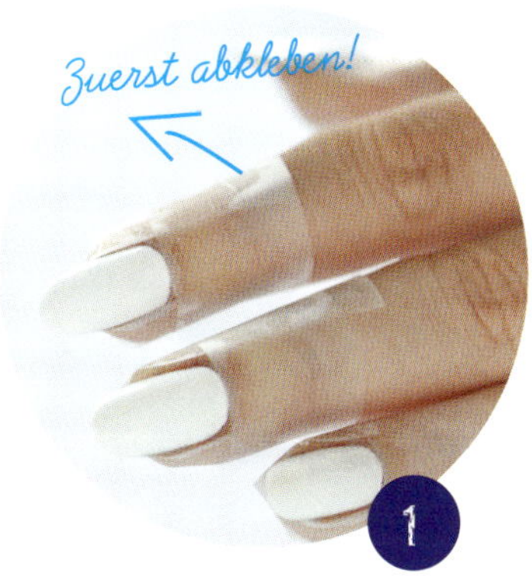

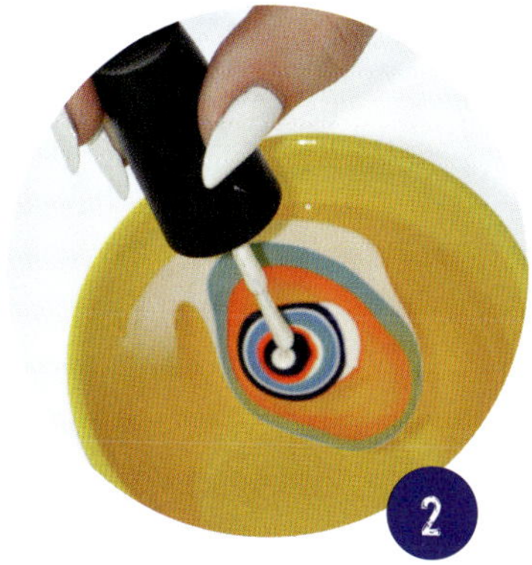

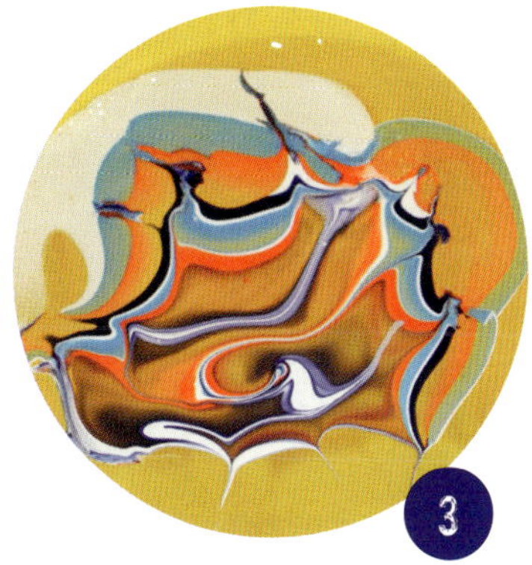

Trage den Base Coat und den weißen Lack auf und lasse alles gut trocknen. Klebe die Finger ab, damit sie sauber bleiben!

Fülle den Becher mit Wasser. Wähle eine Nagellackfarbe aus und gib einen Tropfen in den Becher. Im Wasser bildet sich nun ein Farbkreis. Wiederhole das Ganze mit einer zweiten Farbe und gib so viele Tropfen ins Wasser, bis sich verschiedene Kreise gebildet haben. Ziehe nun mit einem Holzspieß oder Zahnstocher von innen nach außen horizontale und diagonale Linien.

Zum Abkleben der Finger siehe Seite 59.

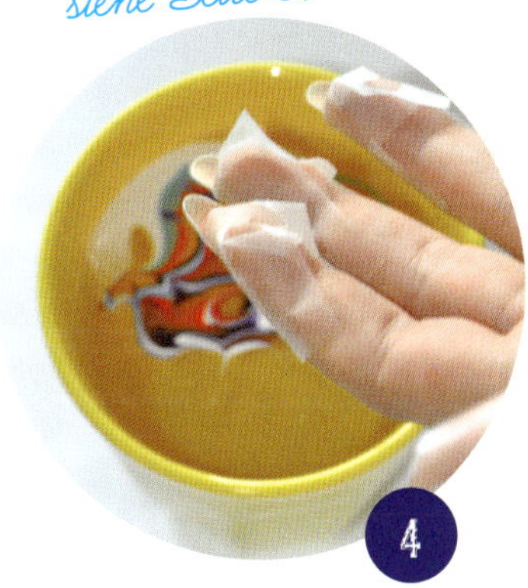

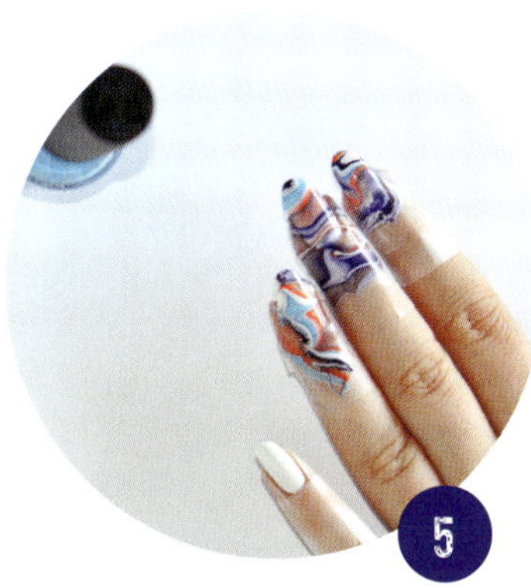

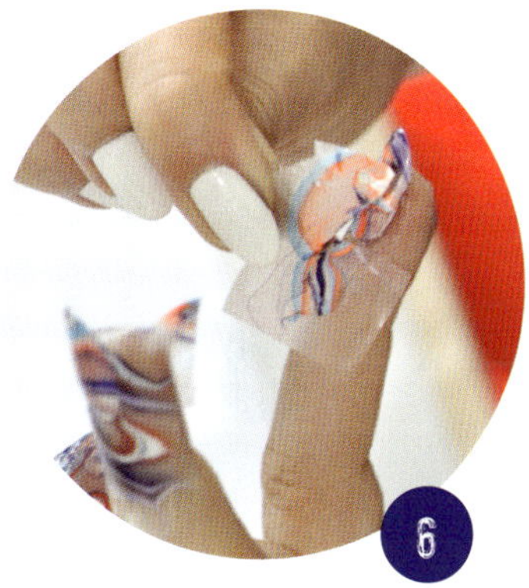

Zufrieden mit Deinem Design? Drehe die Fingernägel Richtung Wasser und tauche sie nacheinander leicht hinein. Entferne den überschüssigen Lack mit einem Zahnstocher und nimm die Finger wieder aus dem Wasser. Einfach ... zauberhaft!

Wiederhole diesen Schritt mit jedem Nagel. Schneide das Klebeband hinten am Finger auf, damit Du Dein Muster nicht beschädigst. Als Finish kommt jetzt noch der Top Coat darauf.

- TIPP -

Sinkt der erste Tropfen sofort nach unten und geht nicht in die Breite? Dann stich mit dem Zahnstocher hinein. Es klappt immer noch nicht? Dann fülle frisches Wasser in den Becher und fange von vorn an. Du solltest zügig arbeiten. Ist die Schicht erst einmal trocken, musst Du erneut starten.

DAS SCHÖNSTE AN MARMORIERTEN NÄGELN IST DER ÜBERRASCHUNGSEFFEKT. MAN WEISS NIE, WIE DAS MUSTER WIRD!

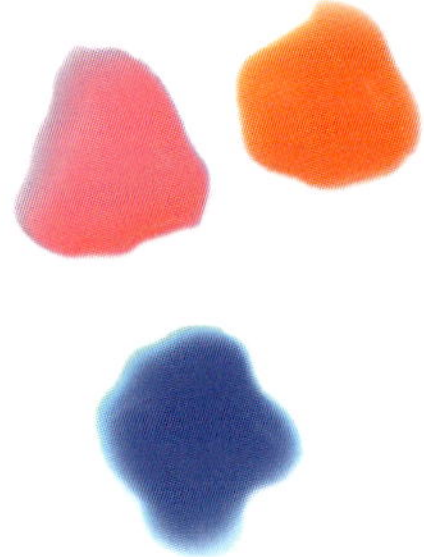

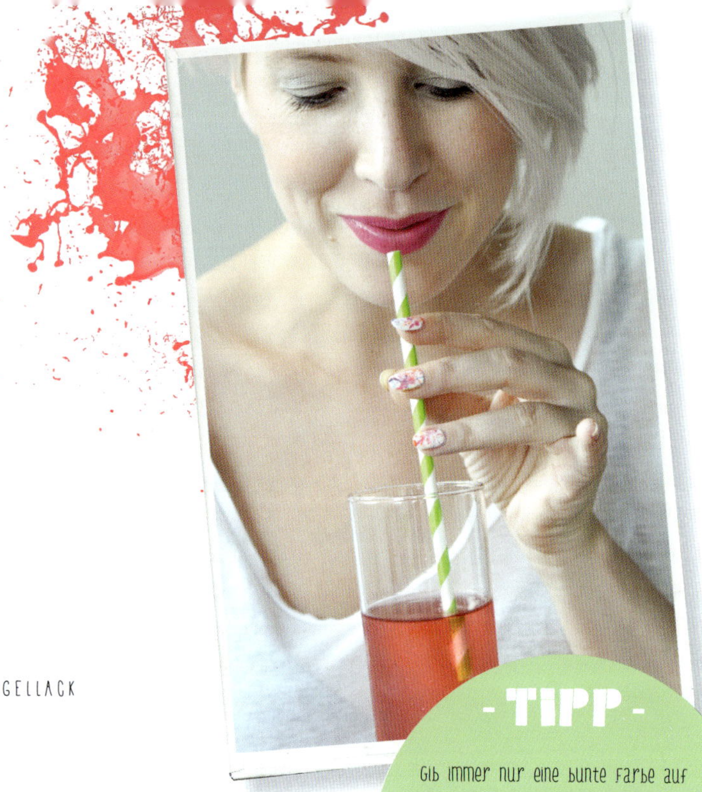

Spritztechnik

DU BRAUCHST:

- Base Coat
- weissen Nagellack
- 3 weitere Farben Nagellack
- Papier
- 1 Strohhalm
- Top Coat

- TIPP -

Gib immer nur eine bunte Farbe auf das Papier und trage sie gleich mit dem Strohhalm auf den Nagel auf. Erst wenn du damit fertig bist, kommt die zweite Farbe dran. So vermeidest du, dass der Nagellack auf dem Papier zu schnell austrocknet.

SO GEHT'S:

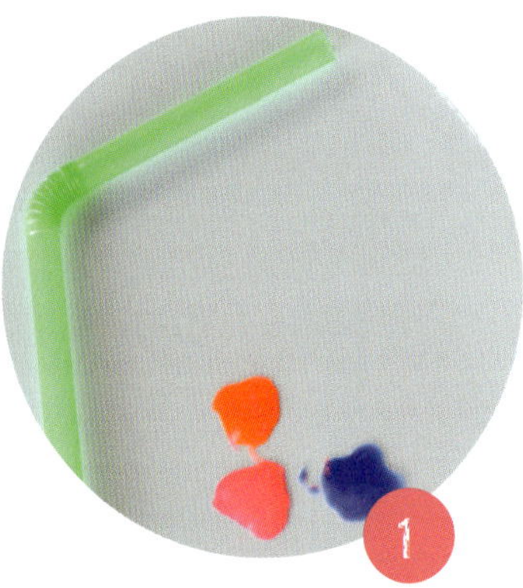

1

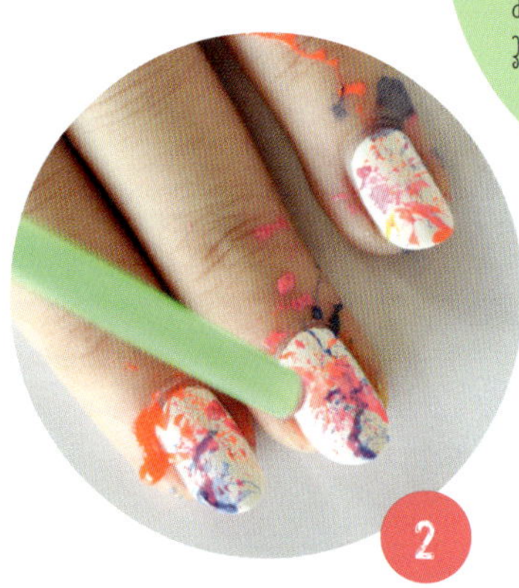

2

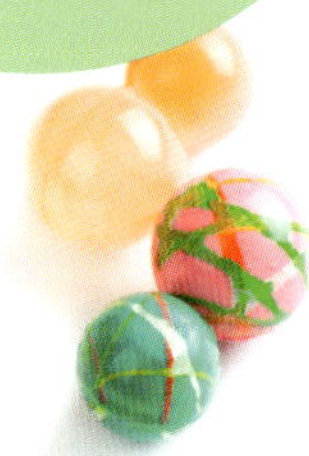

Trage zunächst den Base Coat und die weiße Grundierung auf. Lasse beides gut trocknen. Gib von jeder Nagellackfarbe einen Klecks auf ein Stück Papier. Tauche das Strohhalmende in den Lack.

Und jetzt: Kräftig pusten! So lange wiederholen, bis sich das gewünschte Ergebnis zeigt. Wenn es doch etwas schwieriger ist als gedacht, dann verdünnst Du den Nagellack einfach mit etwas Nagellackentferner (auf einer Plastikunterlage). Dann geht's schneller mit den feinen Spritzern!

Top Coat drauf und fertig!

Aquarelltechnik

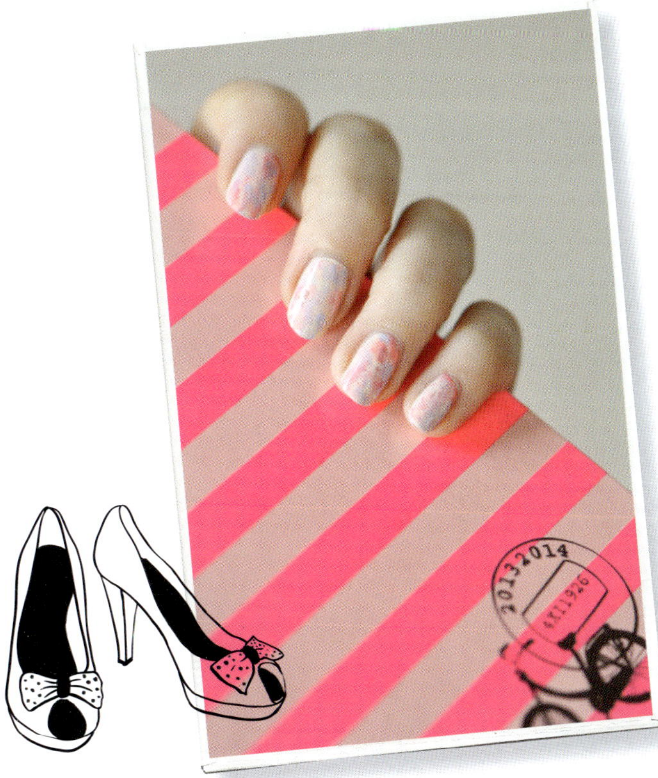

DU BRAUCHST:

- Base Coat
- weissen Nagellack
- 3 pastellfarbene Nagellacke
- 1 Plastikunterlage
- 1 feinen Pinsel
- Nagellackentferner (mit Aceton)
- Top Coat

SO GEHT'S:

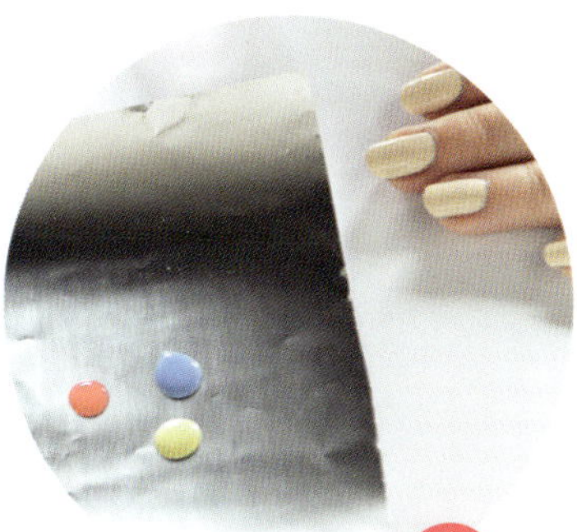

1

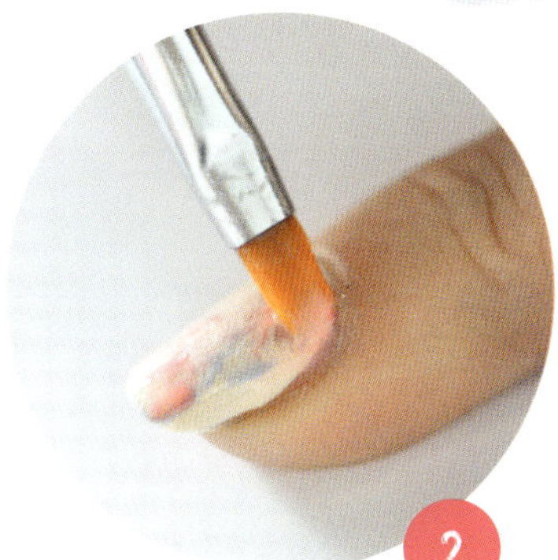

2

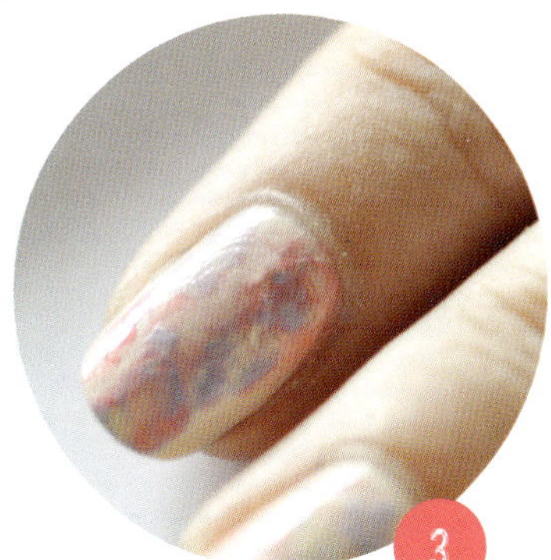

3

Zuerst kommt der Base Coat auf die Nägel, dann die weiße oder nudefarbene Grundierung. Suche Dir Nagellack in drei schönen Pastellfarben aus und gib von jedem Lack einige Tropfen auf die Plastikunterlage. Mit einem feinen Pinsel und etwas Nagellackentferner kannst Du loslegen.

Tauche den Pinsel mit Nagellackentferner in den Lack, damit die Farbe wie Wasserfarbe verläuft. Verteile kleine Tupfen auf dem Nagel. So verfährst Du dann auch mit den restlichen Farben. Damit es perfekt wird, tupfst Du hier und da noch etwas Farbe zusätzlich auf (gleiche Technik). Trage zum Schluss den Top Coat auf und bewundere Deine trendigen Nägel!

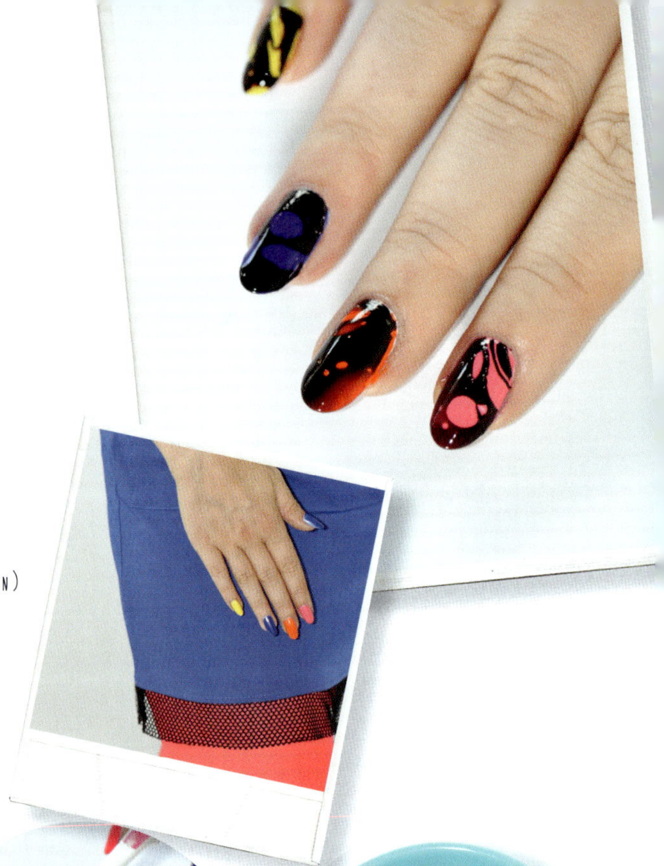

04

Gefleckte Nägel

DU BRAUCHST:

- Base Coat
- knalligen Nagellack
- Klebeband
- 1 Plastikbecher
- schwarzen Nagellack
- 1 alte Zahnbürste
- Nagellackentferner (mit Aceton)
- 1 Zahnstocher
- Top Coat

SO GEHT'S:

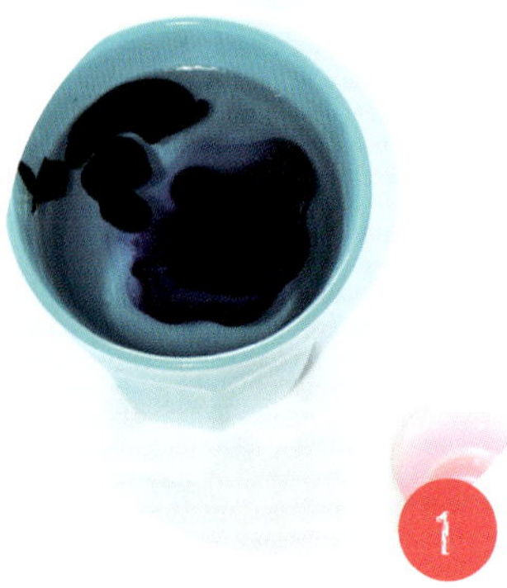

1

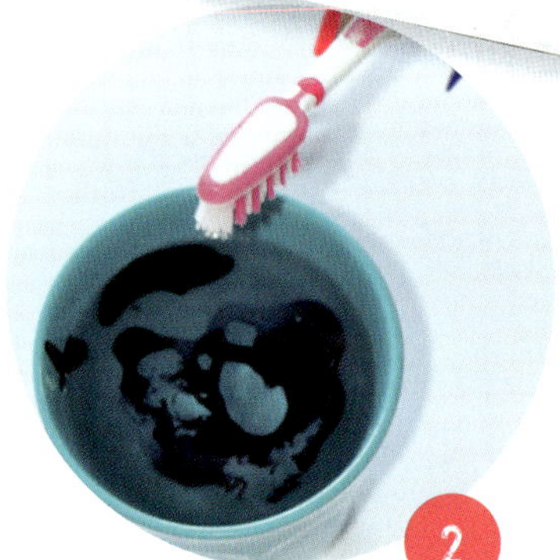

2

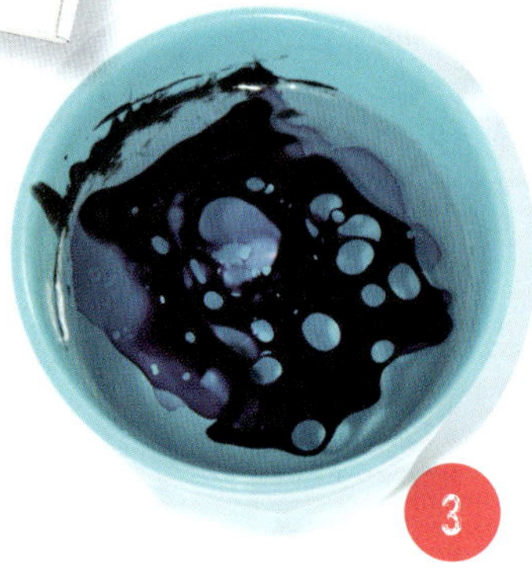

3

Trage den Base Coat auf und lackiere Deine Nägel in einem knalligen Ton. Lasse den Lack gut trocknen. Klebe anschließend die Finger mit Klebeband ab. Fülle Wasser in den Becher und gib einige Tropfen schwarzen Nagellack hinein.

Tauche nun die Borsten einer alten Zahnbürste in etwas Nagellackentferner mit Aceton. Halte die Zahnbürste über das Wasser und streiche mit Deinem Finger vorsichtig über die Borsten, sodass sich kleine Flecken oder Tropfen auf der Wasseroberfläche zeigen.

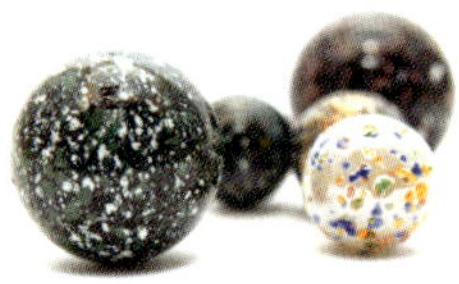

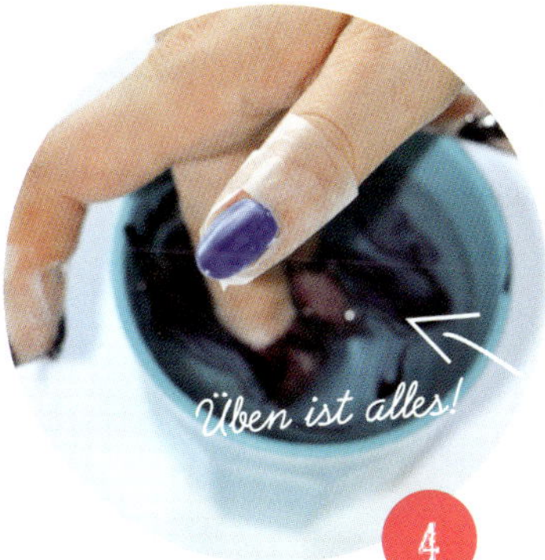

4

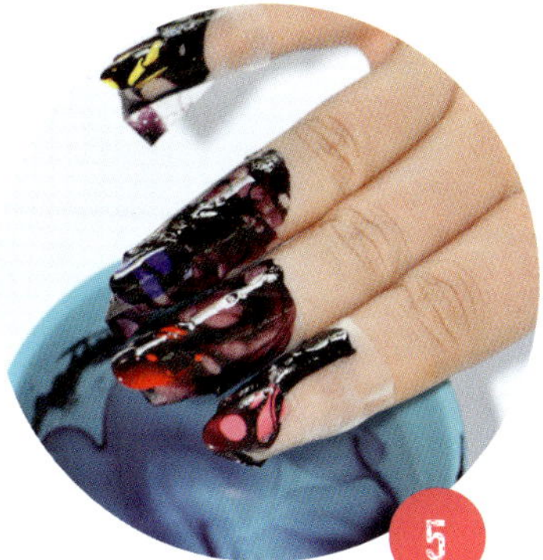

5

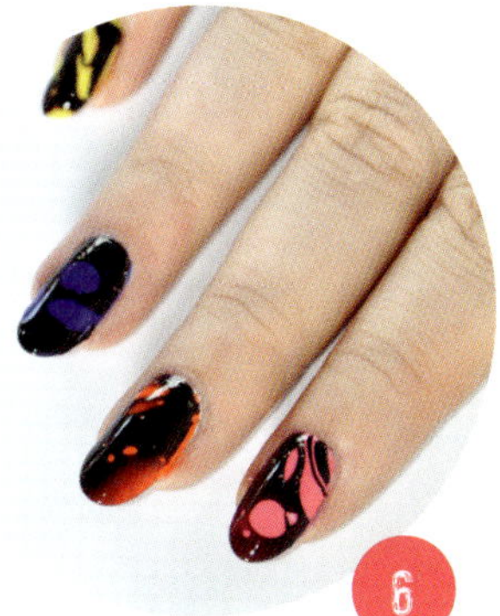

6

Tauche den Finger mit der Nagelseite nach unten ins Wasser. Entferne den überschüssigen Lack mit einem Zahnstocher. Nimm das Klebeband ab und lasse alles gut trocknen. Je mehr schwarze Flecken entstehen, desto stärker leuchtet der knallige Nagellack. Zum Schluss überziehst Du die Nägel mit dem Top Coat. Fertig!

- FINGER ABKLEBEN -

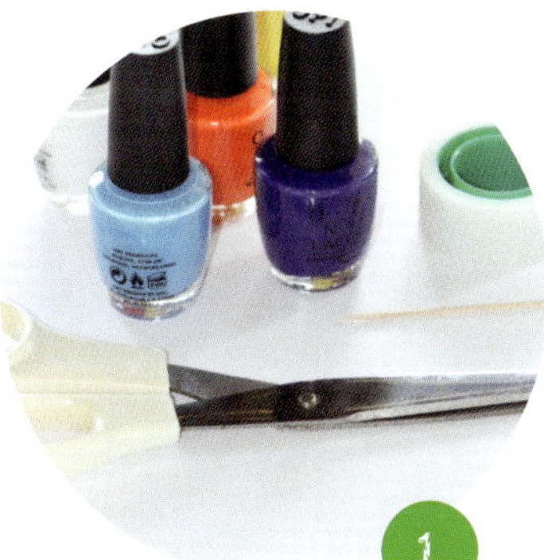

1

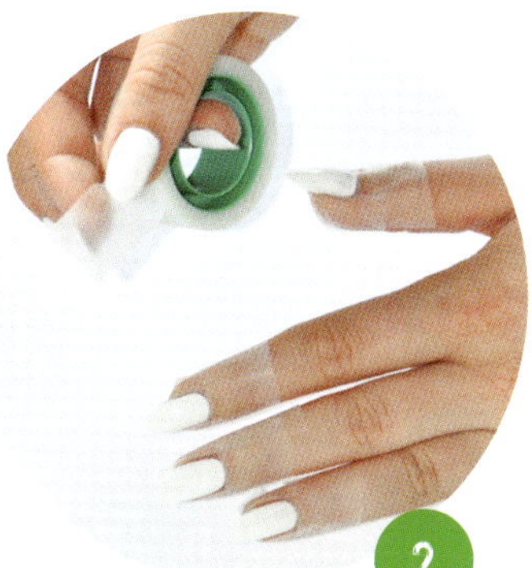

2

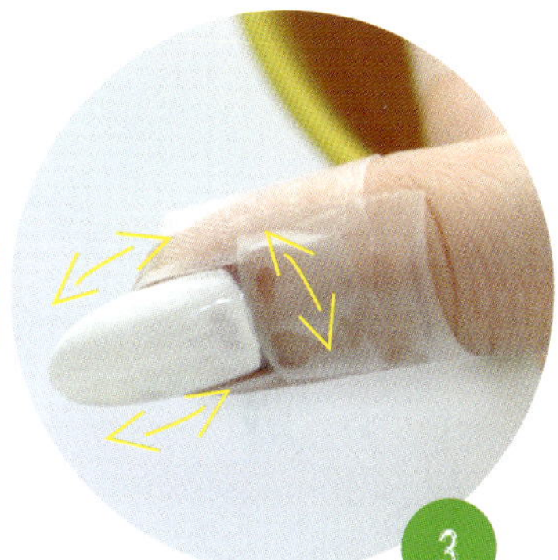

3

Dazu brauchst Du nur Klebeband und Schere. Schneide einen 2 cm langen Klebestreifen zu (oder nimm 2 x die Nagellänge). Setze an der linken Seite des Fingers an und ziehe das Klebeband bis zur rechten Nagelseite. Führe es hinten an der Fingerkuppe vorbei wieder nach vorn. Schneide noch ein kleines Stückchen zusätzlich aus. Das klebst Du unten an die Nagelplatte.

Klebe die restlichen Finger ab. Schneide das Klebeband danach hinten am Finger auf, damit Du Dein Muster nicht beschädigst.

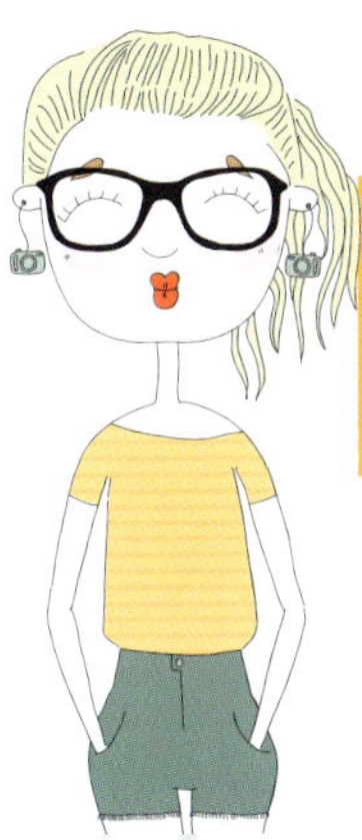

NIMM NAIL-ART NICHT ZU ERNST.
FÜR DIESE TECHNIKEN BRAUCHST DU VOR ALLEM EINES:
JEDE MENGE FANTASIE. SPASS GARANTIERT!

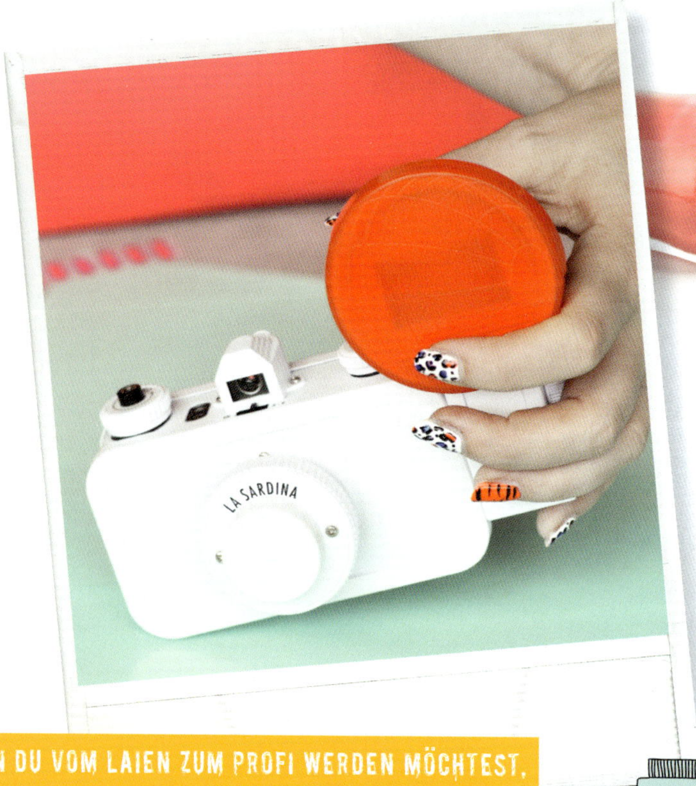

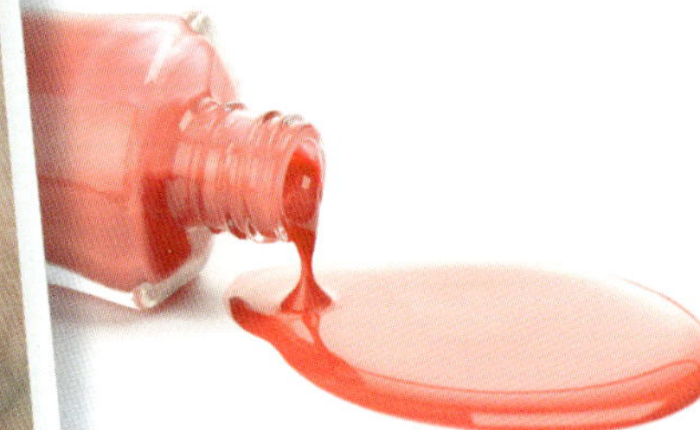

WENN DU VOM LAIEN ZUM PROFI WERDEN MÖCHTEST, DANN PROBIERE AKZENTNÄGEL AUS. BEGINNE MIT EINER KNALLORANGEFARBENEN BASIS. DARAUF MALST DU SCHWARZE TIGERSTREIFEN. ECHT TIERISCH!

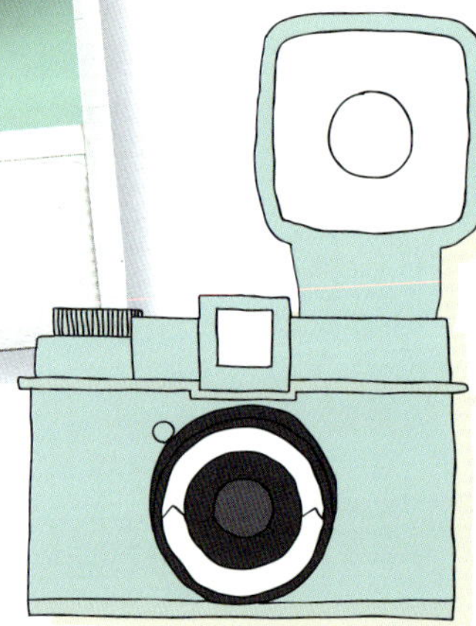

LEOPARRRD

Wild Animal

WIRST DU BEI LEOPARDEN-PRINTS AUCH TIERISCH WILD? Für dieses Design brauchst Du kein großes Zeichentalent. So verzierst Du demnächst Deine Nägel:

DU BRAUCHST:

- Base Coat
- Top Coat
- Nagellack in 3-5 Farben (nach Belieben)
- 1 Dotting-Pen
- schwarzen Nagellack
- weissen Nagellack (Basis)
- Nail-Art-Stift

SO GEHT'S:

Trage zunächst den Base Coat auf alle Nägel auf. Dann geht's weiter mit dem weißen Nagellack: Der kommt ebenfalls auf alle Nägel. Sobald der Lack getrocknet ist, kannst Du die „Flecken" auftragen.

Auch super: Ombre als Basis!

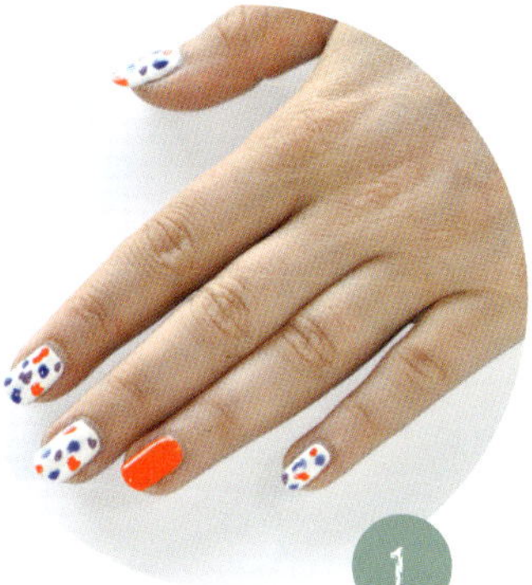

1

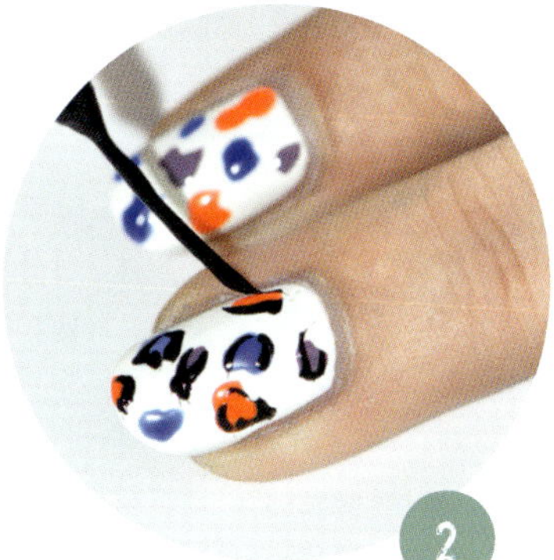

2

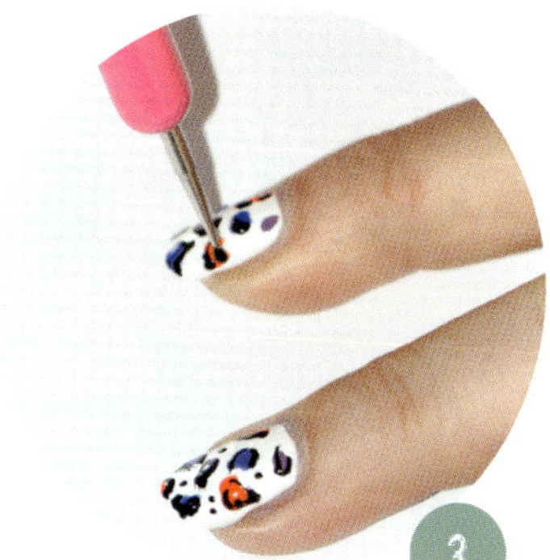

3

Zeichne beliebig kleine Flecken auf Deine Nägel. Nimm für jeden Fleck eine andere Farbe: eckig, oval ... es muss nicht allzu perfekt sein!

Zeichne mit der feinen Spitze des Dotting-Pens vorsichtig einige Striche mit dem schwarzen Lack. Male noch ein paar kleine schwarze Punkte auf jeden Nagel, so wie beim echten Leopardenmuster. Überziehe zum Schluss alle Nägel mit dem hochglänzenden Top Coat. So kommen alle Farben noch besser zur Geltung. Fertig ist Dein Kunstwerk! Wer sagt denn, dass Nail-Art nicht einfach sein kann?

- TIPP -

Statt des Leopardenmusters kannst Du auch Herzen aufmalen. Die Technik ist dieselbe.

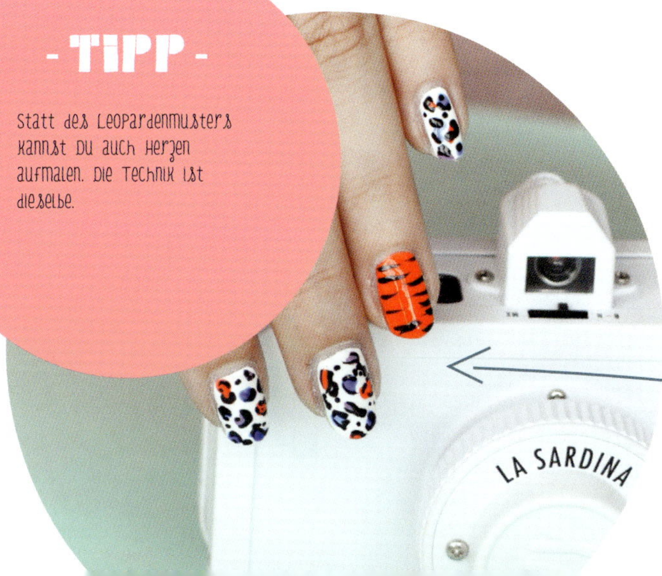

Nimm hierzu einen Dotting-Pen.

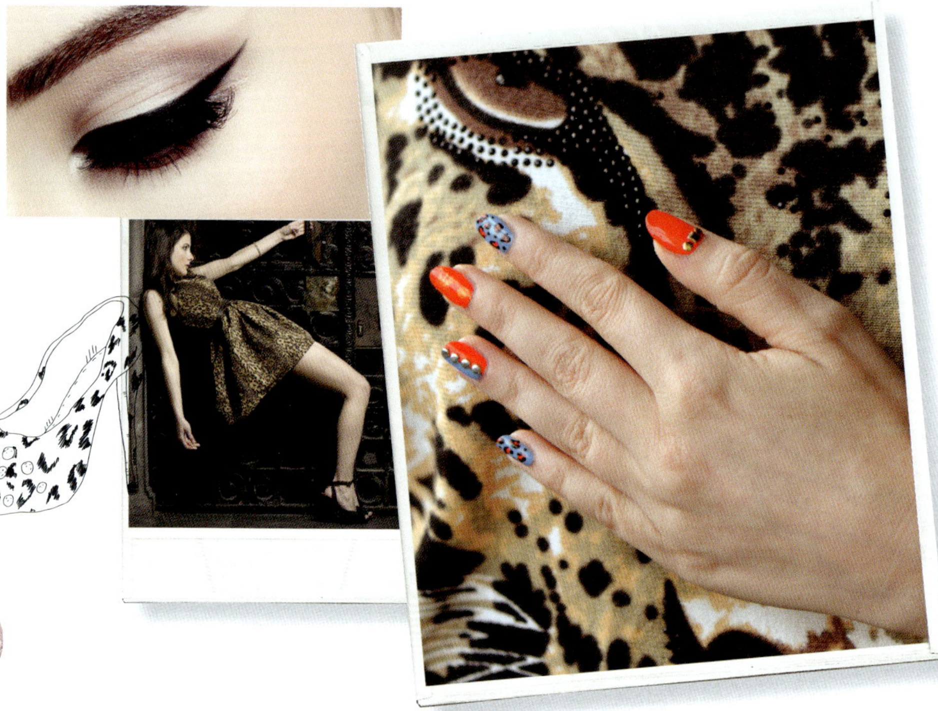

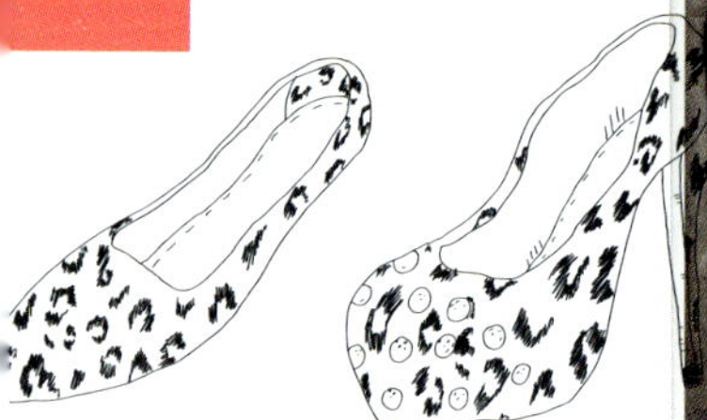

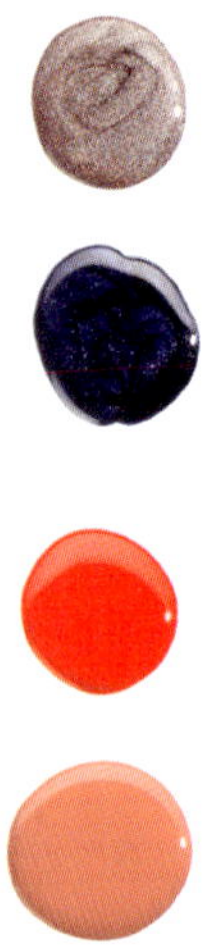

Nieten und Leopard

Eine absolut wilde Kombination ...

GRAAAAUW:

DU BRAUCHST:

- Base Coat
- 2 silberne Nagellacke
- goldenen Nagellack
- schwarzen Nagellack
- 1 Dotting-Pen
- Nieten
- Top Coat
- Frischhaltefolie

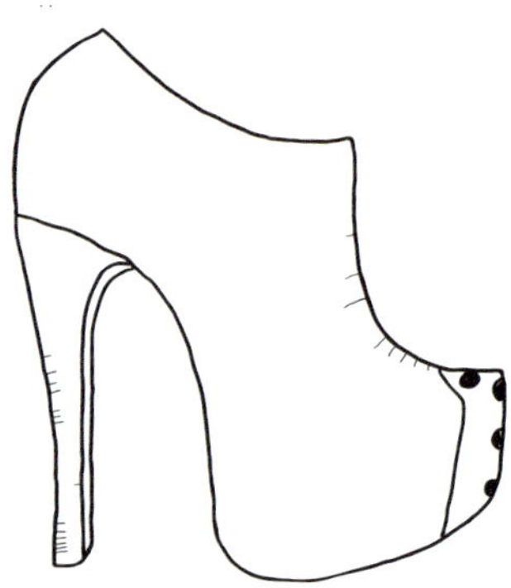

SO GEHT'S:

Trage den Base Coat auf. Lackiere anschließend Deine Nägel mit den zwei Farben entsprechend der Abbildung. Damit das Ganze etwas verspielter wirkt, kannst Du die Nägel unterschiedlich lackieren. Wähle zwei Kontrastfarben, z. B. eine knallige Farbe und einen Pastellton. Ringfinger: Teile den Nagel in zwei Hälften und lackiere die linke und rechte Seite in verschiedenen Farben. Der Übergang muss nicht perfekt sein, schließlich kommen da später die Nieten hin. Das Thema schreit geradezu nach einem starken Akzent: Wie wär's mit einem Leopardenmuster auf dem kleinen Finger oder dem Zeigefinger? Yeah! Klebe noch einige Nieten unten auf den Daumennagel. So wird das Nagel-Styling einfach top!

KEINE IDEEN? DIES IST MEIN ABSOLUTES LIEBLINGSDESIGN. MIT DEN TIPPS UND TRICKS, DIE DU SCHON KENNST, IST DIE UMSETZUNG TOTAL SIMPEL.

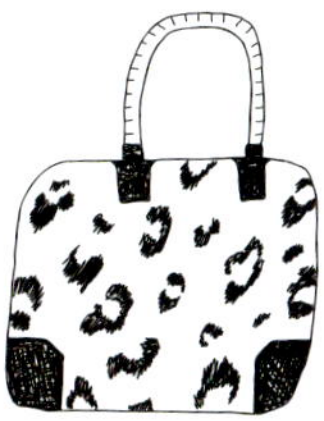

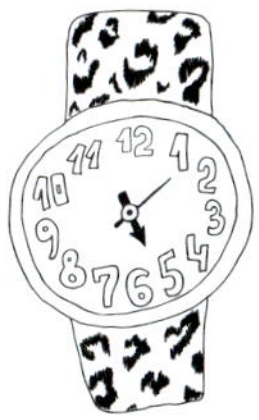

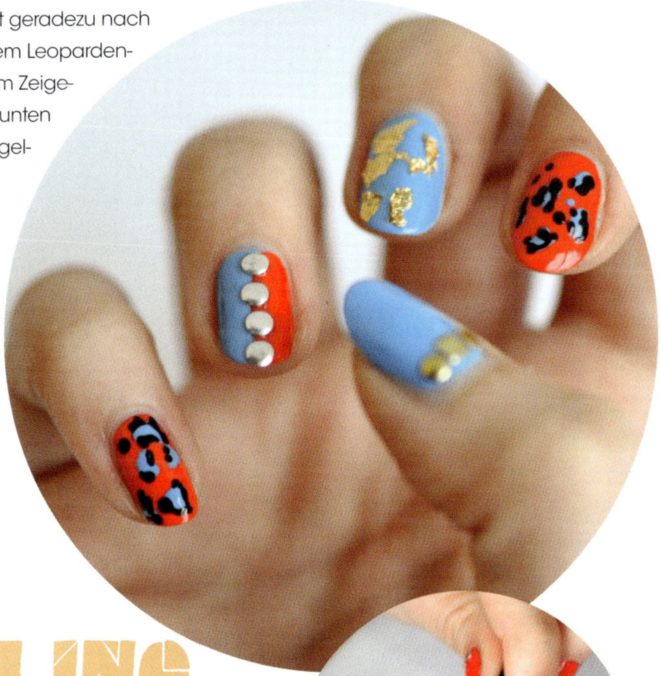

BLING BLING

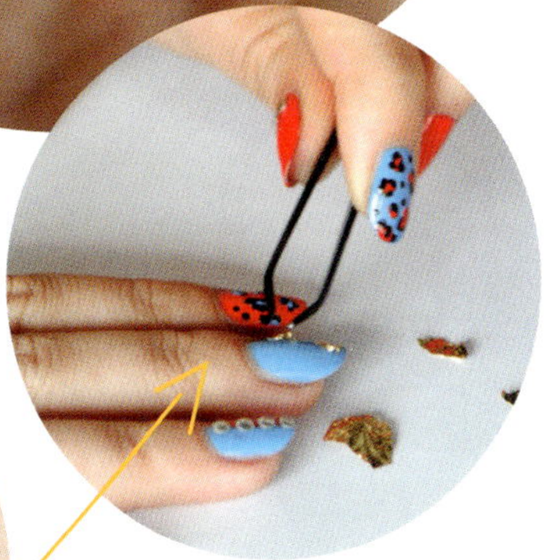

- TIPP -

Die zweite Hand wird genauso lackiert, allerdings kannst Du hier die Farben entgegengesetzt auftragen (siehe Foto Seite 62).

- TIPP -

Du kannst auch Glitzer oder sogar Blattgold verwenden. Setze kleine Stückchen auf Deinen Nagel und streiche zum Schluss den Top Coat auf.

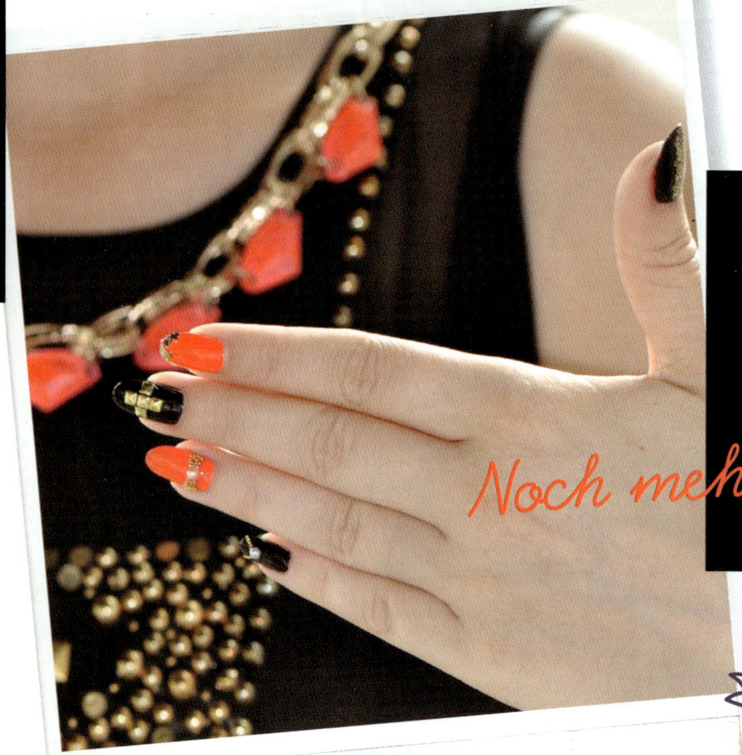

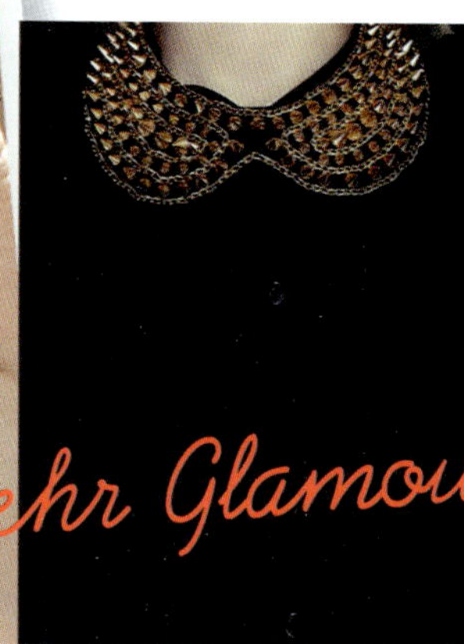

Noch mehr Glamour!

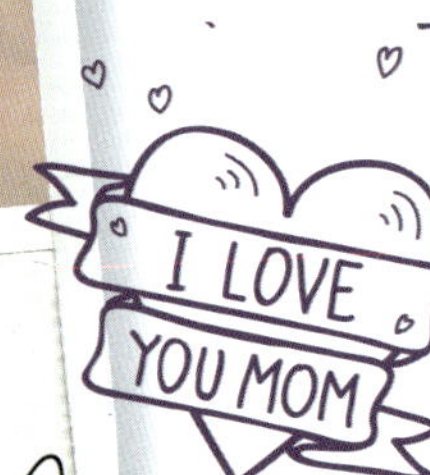

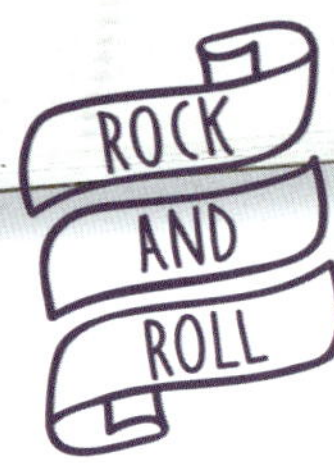

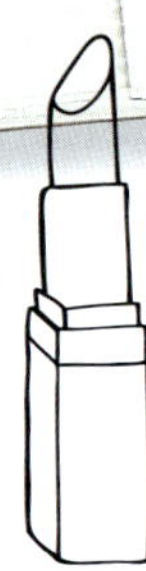

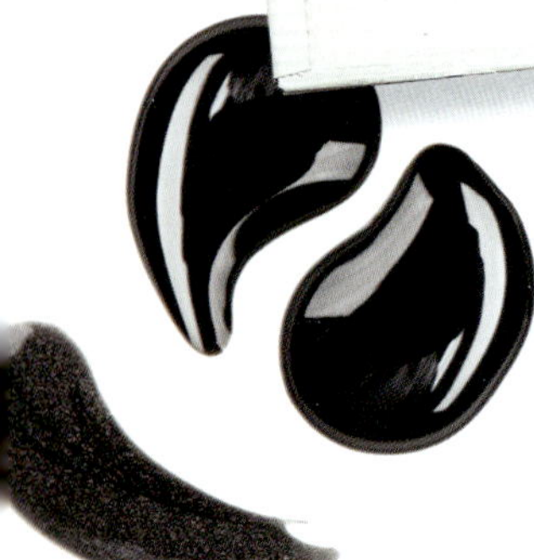

Sweet Rock 'n' Roll

ROCK 'N' ROLL MIT NIETEN. Coole Nägel mit süßem Touch.

Du brauchst:

- Base Coat
- roten Nagellack
- schwarzen Nagellack
- Nieten
- 1 Dotting-Pen
- Glitzernagellack
- Top Coat

Superschön! (Ring- und Zeigefinger)

So geht's:

Trage zunächst den Base Coat auf. Lackiere dann Ring- und Zeigefinger in Rot, die übrigen Nägel werden schwarz. Zwei dünne Schichten reichen aus. Bevor Du die Nieten aufsetzt, kannst Du sie mit ein wenig Top Coat einpinseln. Die Nieten dann nach Belieben mithilfe des Dotting-Pens oder des Zahnstochers auf den Nägeln verteilen. Wenn alle Nieten richtig platziert sind, pinselst Du noch Top Coat auf alle Nägel. So verrutschen die Nieten nicht!

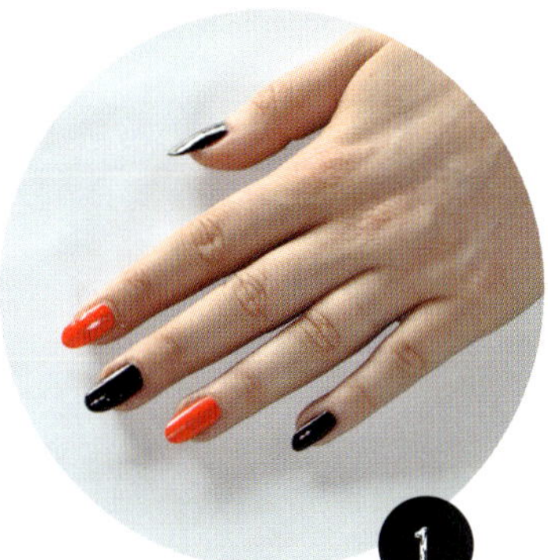
1

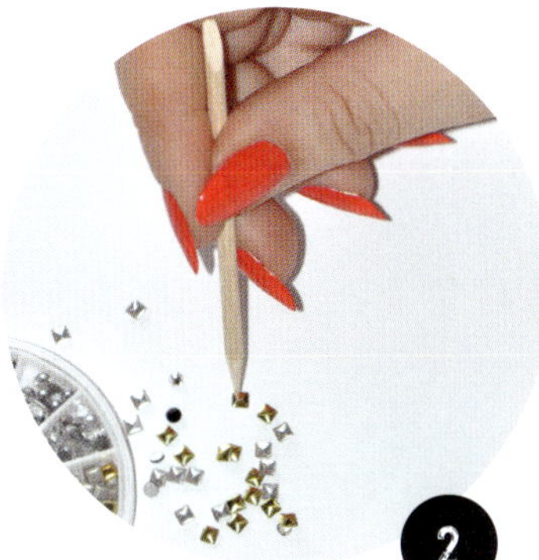
2

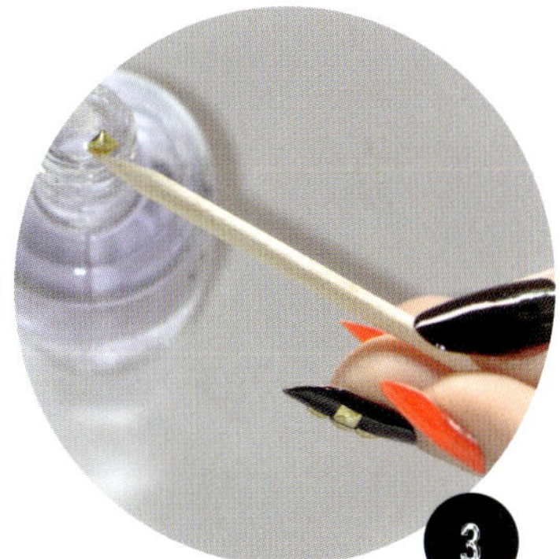
3

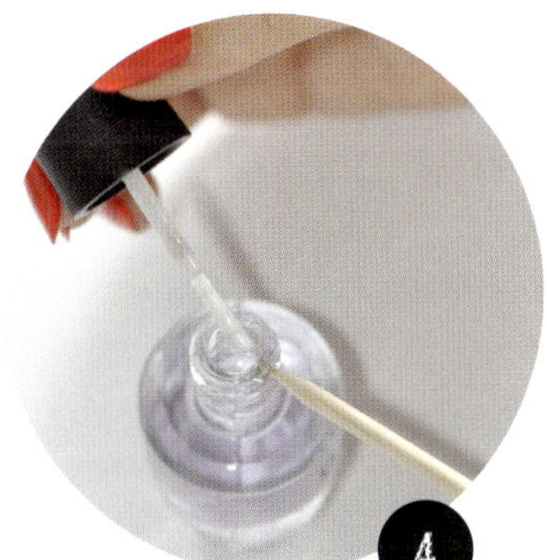
4

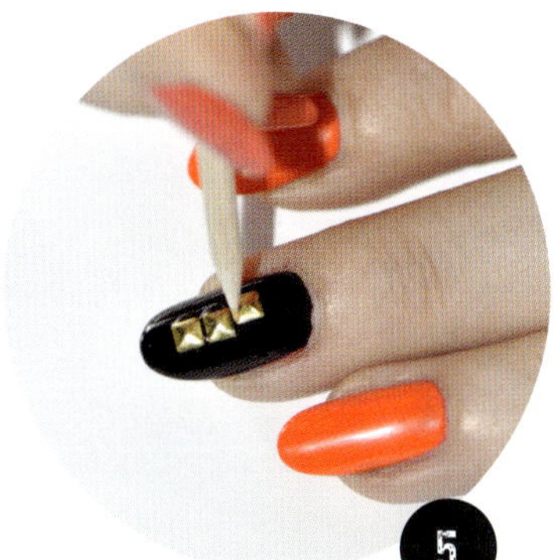
5

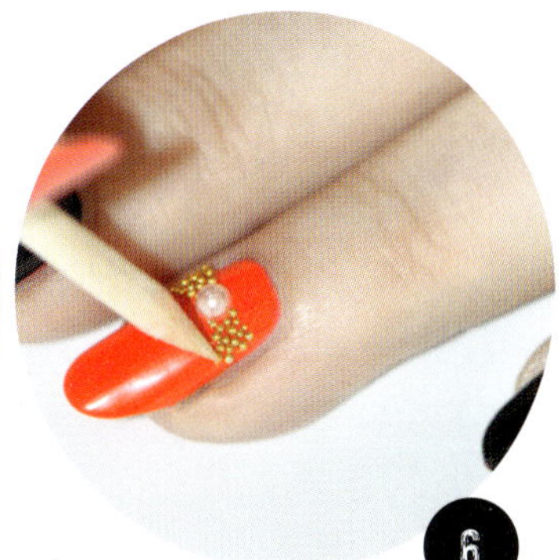
6

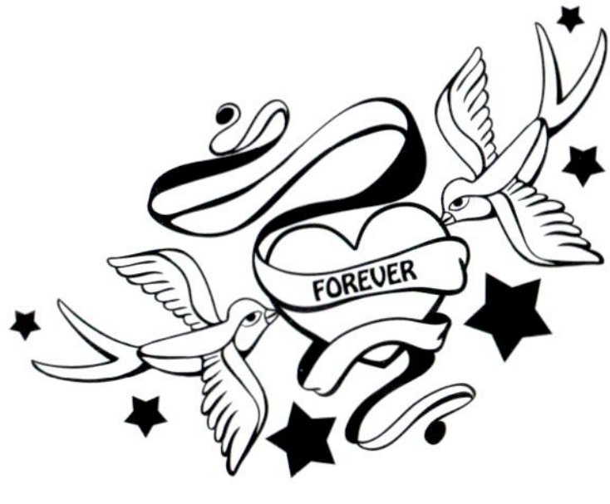

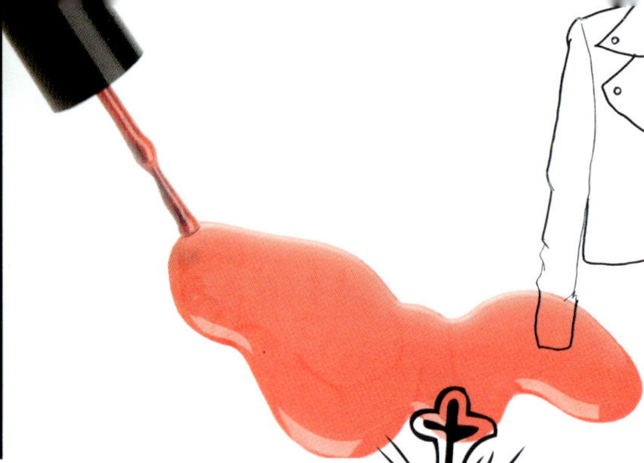

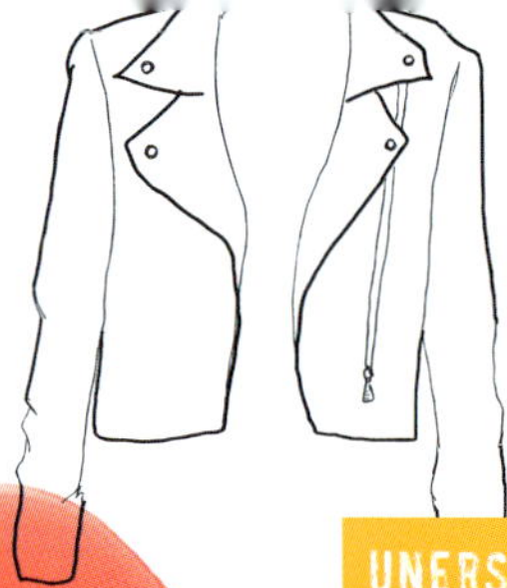

UNERSETZLICH FÜR EINEN COOLEN LOOK: NIETEN! LASSE DEINE FANTASIE SPIELEN!

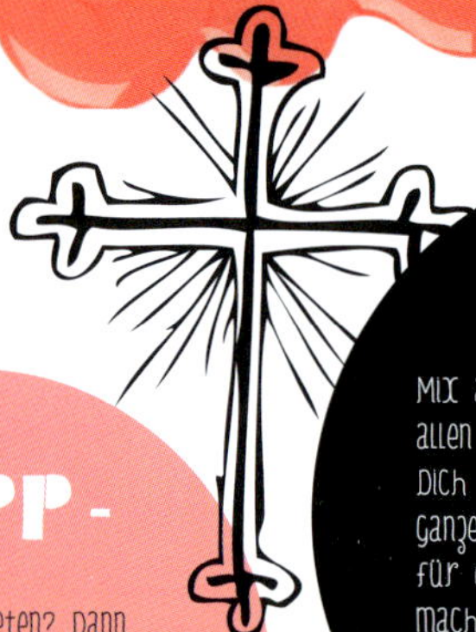

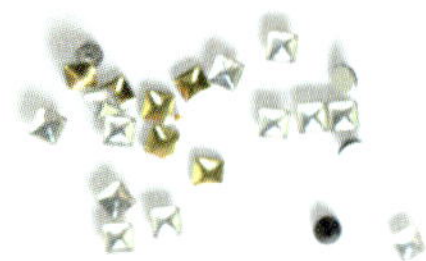

Stelle die Flasche mit Glitzernagellack vor dem Gebrauch kurz auf den Kopf. Dann kommt extraviel Glitter auf den Pinsel.

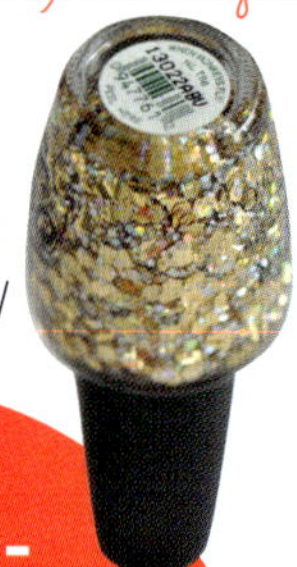

- TIPP -

Mix and Match. Glitter gibt es in allen Größen und Formen. Entscheide dich für eine einzelne Niete, eine ganze Reihe oder – warum nicht? – für ein Kreuz aus Nieten. Nichts macht so viel Spaß, wie alles einmal auszuprobieren und sich dann für das schönste Design zu entscheiden.

- TIPP -

Du hast keine Nieten? Dann nimm einfach großkörnigen Glitter. Damit kannst du im Handumdrehen ein hippes Design zaubern. Wie wär's damit?

Glitter

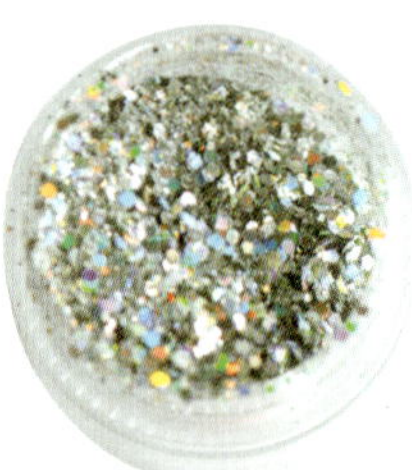

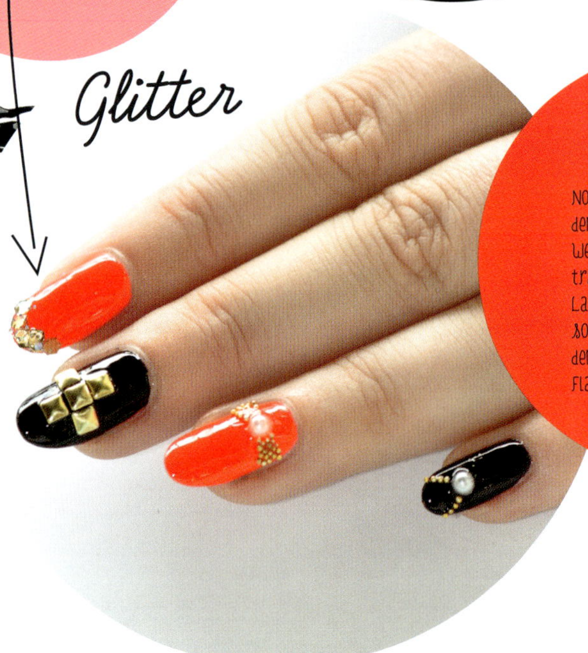

- TIPP -

Noch nicht cool genug? Ersetze den roten Lack durch einen weißen (zwei Schichten) und trage zusätzlich neonfarbenen Lack auf. Dieser Base Coat sorgt dafür, dass die Farbe auf dem Nagel noch knalliger wirkt. Flash!

-NIETEN SELBST MACHEN-

Aus Kneifperlen kannst Du nicht nur Schmuck machen, sondern auch Nieten.

DU BRAUCHST:

- Kneifperlen
- 1 Kneifzange
- Top Coat

SO GEHT'S:

Ganz einfach: Nimm eine Kneifperle zwischen die Finger und drücke sie mit einer Kneifzange flach. Schon hast Du eine kleine viereckige Niete. Superpraktisch, oder?

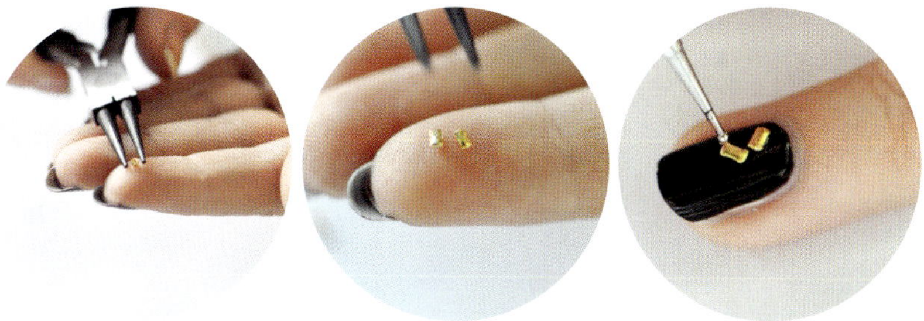

Lege mit Deinen selbst gemachten Nieten ein hübsches Zickzack-Muster!

-NIETEN MIT EFFEKT-

Alte Nieten im neuen Look!

DU BRAUCHST:

- Nieten
- Nagellack

SO GEHT'S:

Suche Dir ein paar Nieten heraus, lege sie mit der Oberseite nach oben hin und lackiere sie in einer knalligen Farbe. Lasse sie gut trocknen und los geht's!

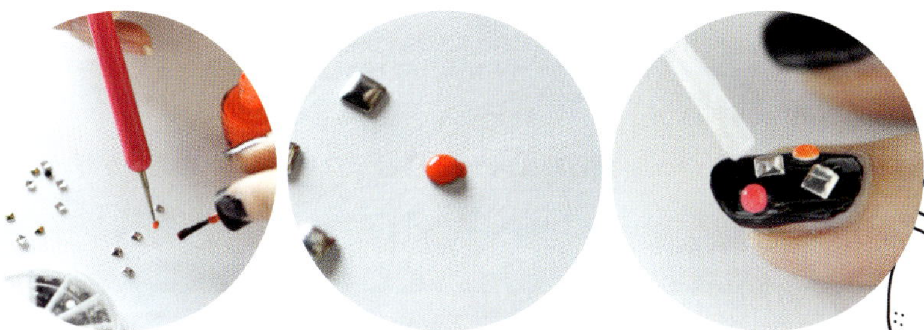

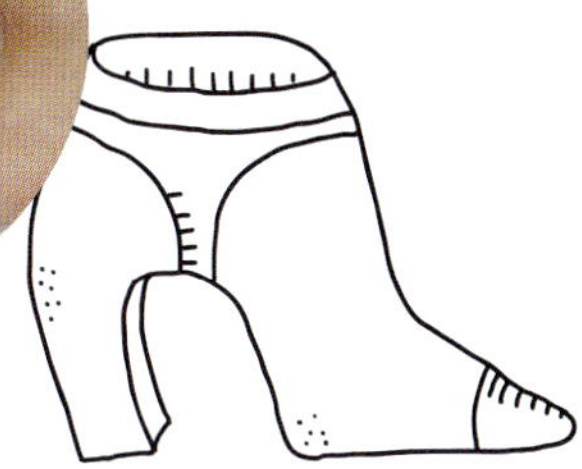

Warum nur eine Farbe? Lasse Deine Fantasie spielen. Mische Silber mit Gold und Pastelltönen. Vielleicht etwas gewagt, aber der Effekt ist irre.

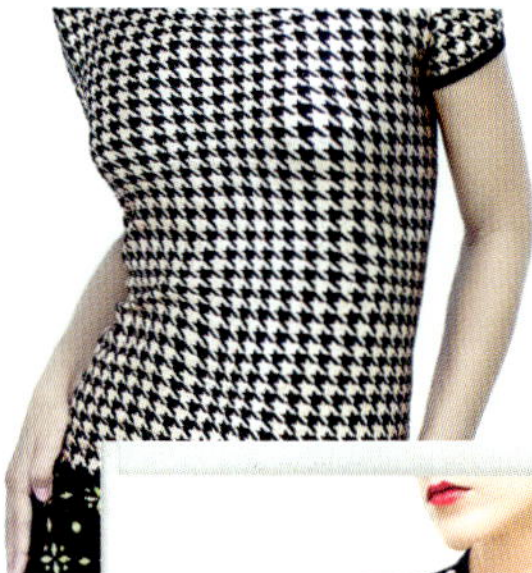

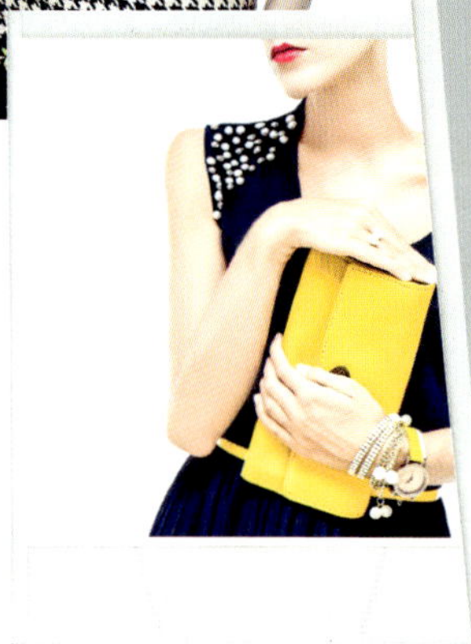

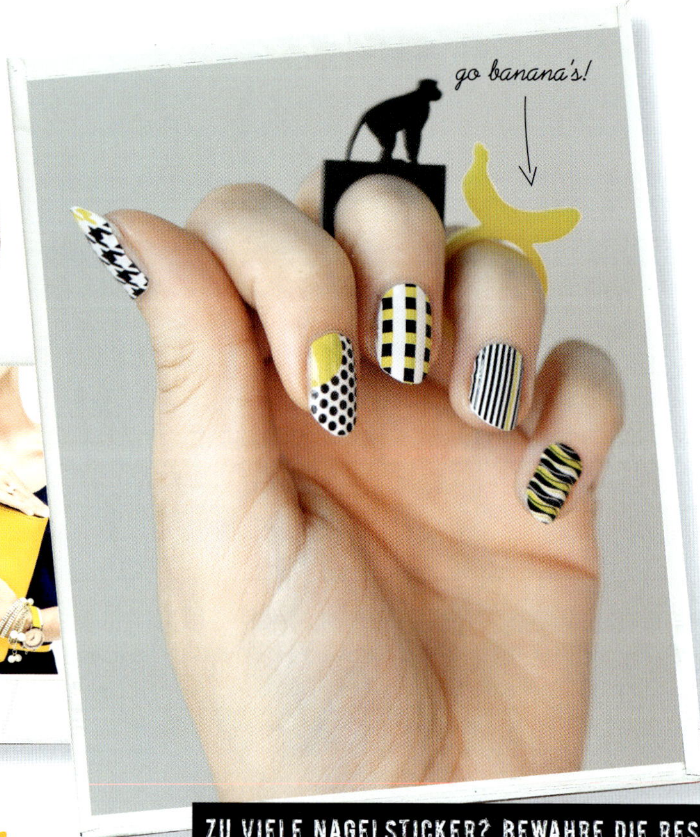

Nagel-sticker

ZU VIELE NAGELSTICKER? BEWAHRE DIE RESTE AU
DANN HAST DU IMMER EIN PAAR SCHÖNE
STICKER GRIFFBEREIT, WENN'S MAL SCHNELL
GEHEN MUSS.

BLUMENPRINTS ODER TIERISCHE DESIGNS. Einfach und schön, denn Nagelsticker zaubern im Handumdrehen wunderbare Muster auf Deine Nägel. Und sie lassen sich ohne viel Mühe aufkleben ...

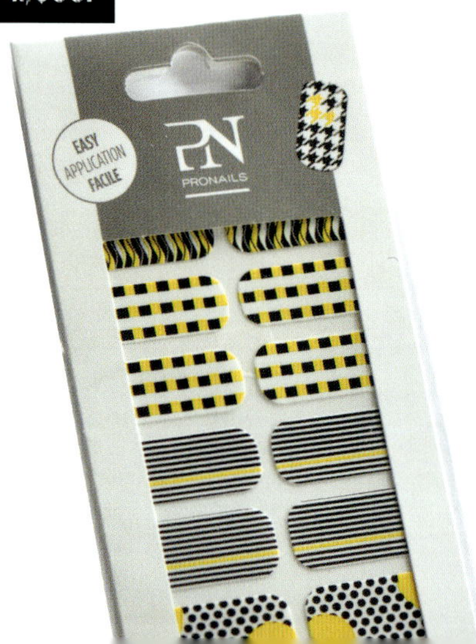

Nagelsticker aufkleben

DU BRAUCHST:

- fettfreie Seife
- Nagelsticker
- 1 Nagelschere
- 1 Feile

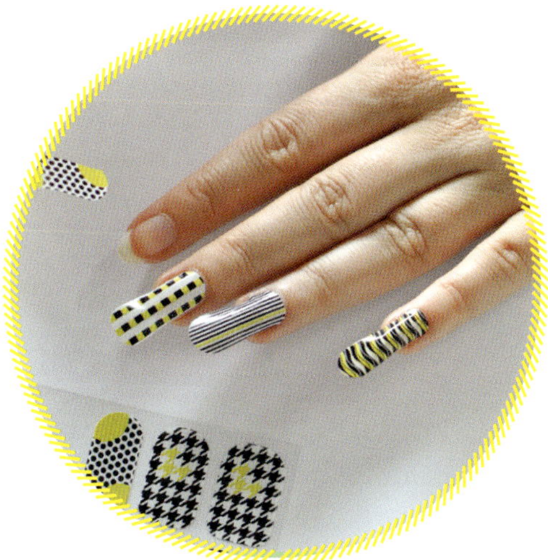

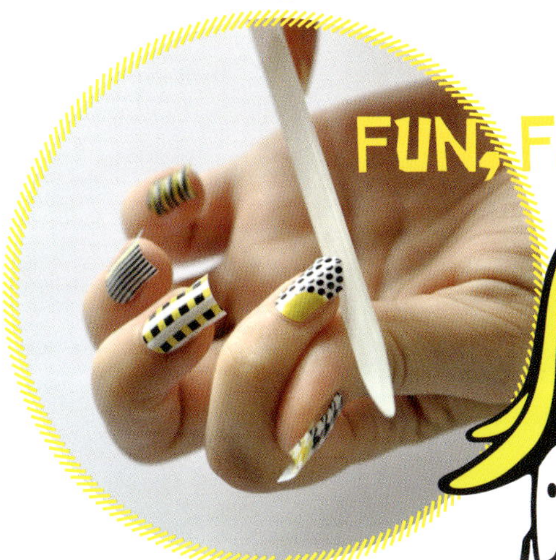

SO GEHT'S:

Entferne alle Nagellackreste und wasche Deine Hände gründlich mit einer fettfreien Seife. So verhinderst Du, dass die Nagelsticker sich später von den Nägeln lösen. Nagelsticker solltest Du immer nur auf trockene, saubere Nägel aufkleben. Am besten schiebst Du zunächst Deine Nagelhaut zurück, dann kannst Du die Sticker besser aufkleben. Hast Du Dir ein Stickermuster ausgesucht? Fange mit dem kleinen Finger an.
Wähle zunächst die passende Größe: Lege dazu den Sticker auf die Nagelplatte. Ist an den Seiten noch ein Stück Nagel frei? Prima. Entfette die Nagelplatte sorgfältig. Lege den Sticker auf und drücke ihn von unten nach oben gut fest. Lasse an der Nagelhaut einen kleinen Rand frei. Reibe so lange über den Sticker, bis die Luftbläschen unter dem Sticker entwichen sind. Schneide das überstehende Stück mit einer Nagelschere ab. Dabei solltest Du einen Rand stehen lassen, den Du dann über die Nagelspitze faltest. Feile zum Schluss die Nagelspitze schön in Form. So wird das Nageldesign erst perfekt.
Je nach Qualität und Haltbarkeit der Sticker kannst Du sie fünf bis zehn Tage auf den Nägeln belassen. Wenn Du möchtest, kannst Du einen Top Coat auftragen, dann wird's noch haltbarer. Allerdings wird das Design dadurch nicht unbedingt schöner. Falls Du Lack verwendest, dann spare beim Lackieren die Seiten des Nagels aus und trage den Top Coat in einer schnellen Bewegung auf!

FUN, FUN, FUN

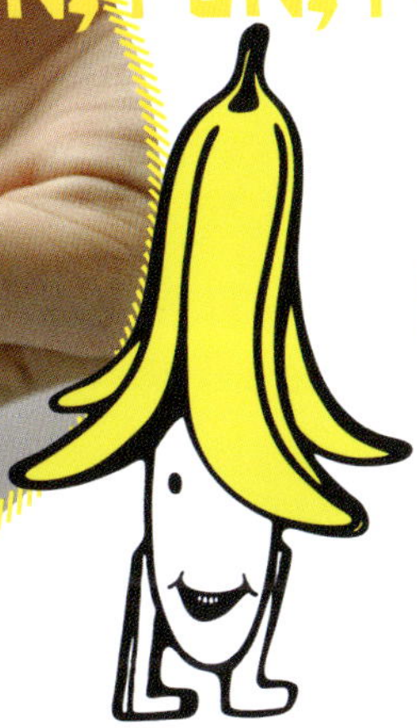

- TIPP -

Eine Party am Abend und Du hast absolut keine Zeit mehr, um Deine Nägel aufzupeppen? Dann sind Nagelsticker die Lösung. Stimme sie farblich auf Dein Abend-Outfit ab.

- NAGELSTICKER SELBST MACHEN -

SELBERMACHEN IST IMMER SCHÖNER!

DU BRAUCHST:

- Frischhaltefolie
- 1 Pinzette
- farbige Nagellacke
- Top Coat

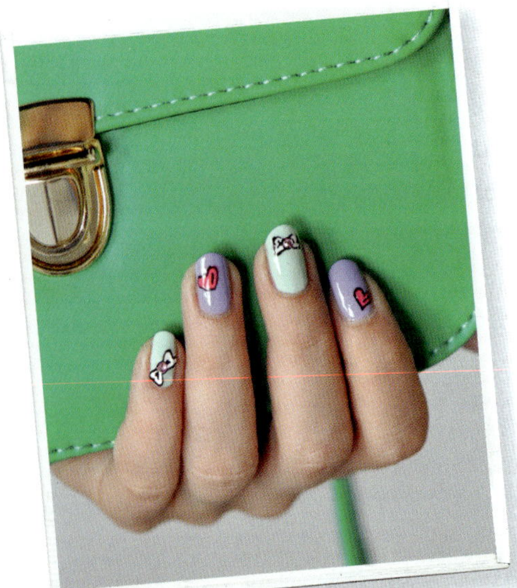

SO GEHT'S:

Nimm ein großes Stück Frischhaltefolie und halte es straff gespannt. Suche verschiedene Farben Nagellack, Pinsel und Dotting-Pens heraus und fange an. Male Herzchen, Blümchen und Sternchen – eben alles, was Du hübsch findest – auf die Folie. Lasse den Lack mindestens zwei Tage trocknen. Löse die feinen Zeichnungen mit einer Pinzette vorsichtig von der Folie. Trage Top Coat auf und lege die Sticker auf die jeweiligen Nägel. Drücke sie fest und bestreiche sie mit einer zweiten Schicht Top Coat. Deine Freundinnen werden begeistert sein!

Sticker kannst Du auch mit einem Schwamm herstellen!

- TIPP -

Hast Du abends mal Langeweile? Dann mache einfach ein paar Sticker auf Vorrat. Am nächsten Tag hast Du ein cooles, neues Nageldesign.

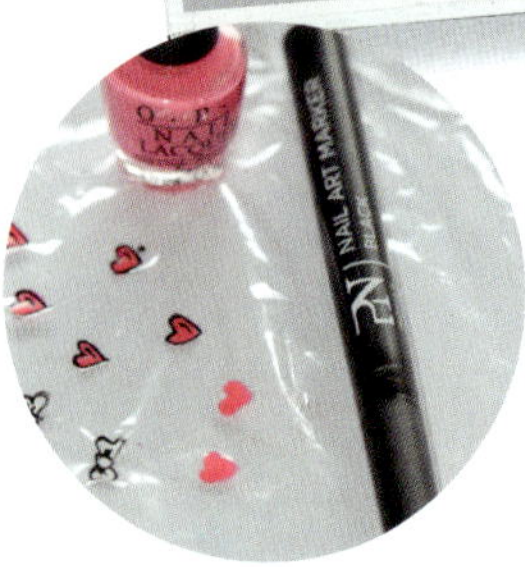

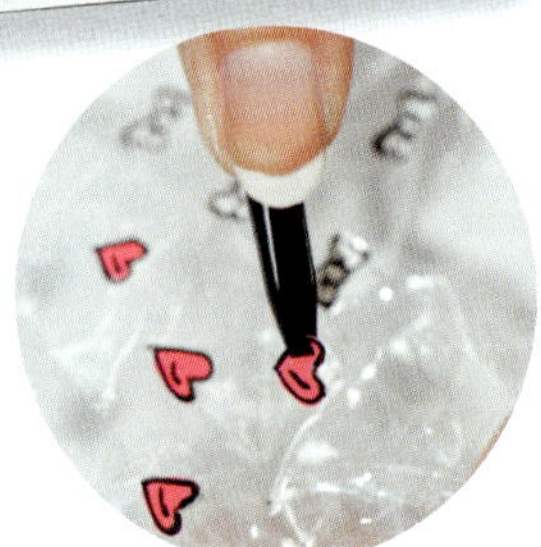

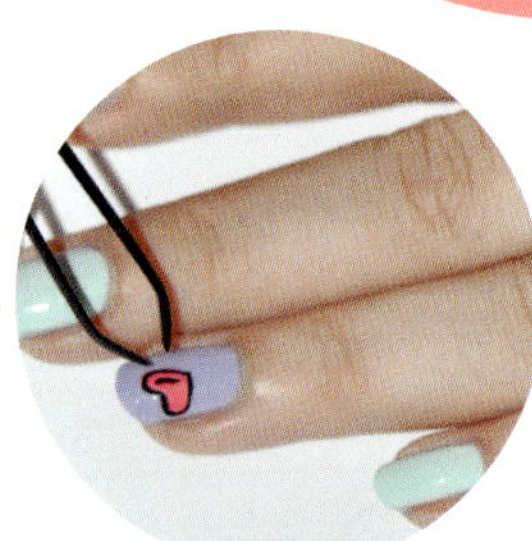

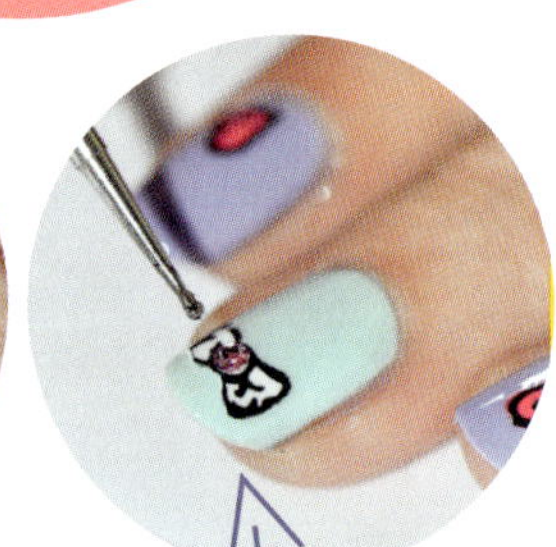

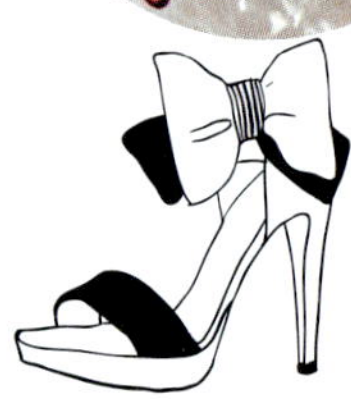

MEINE LIEBLINGSSTICKER? SCHLEIFEN!

Mit einem kleinen Diamanten wird das Design perfekt.

-NAGELSTICKER SELBST MACHEN-

SO GEHT'S AUCH ...

DU BRAUCHST:

- 1 ZICKZACKSCHERE
- KLEBEBAND
- FARBIGEN NAGELLACK

Siehe auch S. 40

SO GEHT'S:

Schneide ein Stück Klebeband zu und halte es straff gespannt. Male darauf mit Nagellack einige Streifen. Lasse alles gut trocknen. Schneide es nun mit der Zickzackschere in kleine Streifen. Die klebst Du auf Deine Nägel. Überziehe alles mit dem Top Coat – fertig!

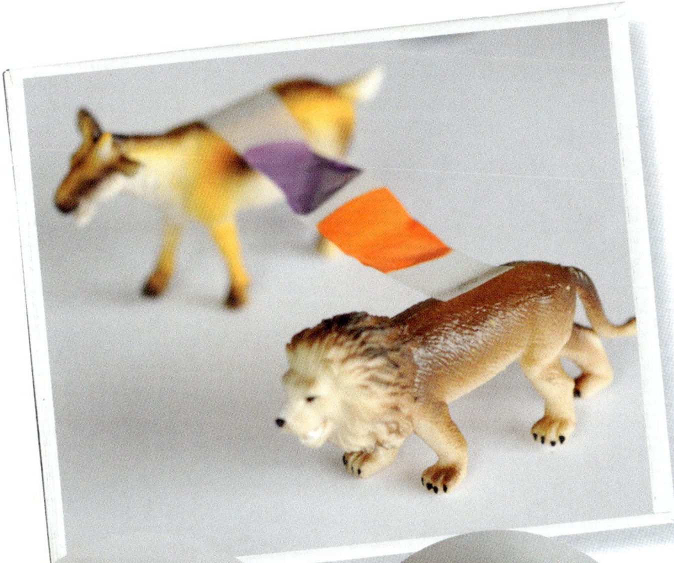

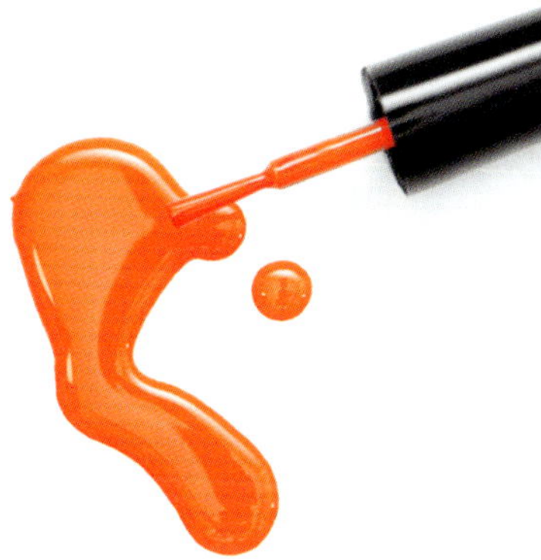

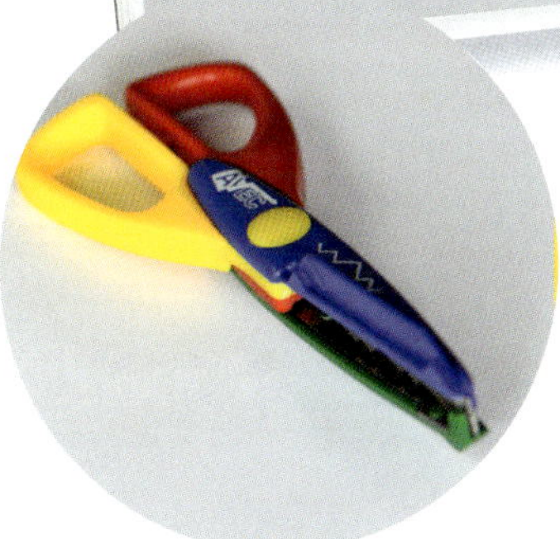

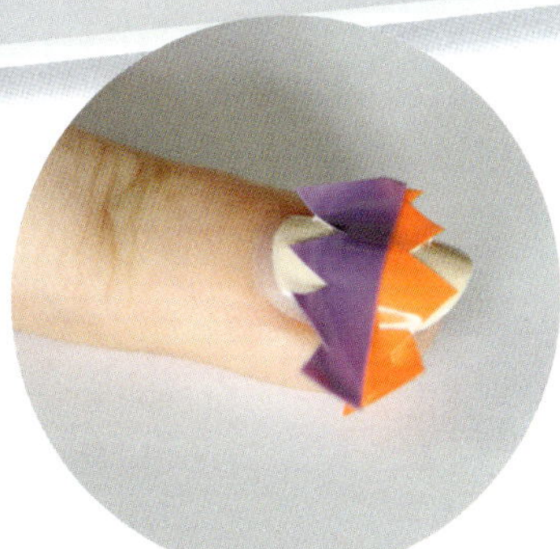

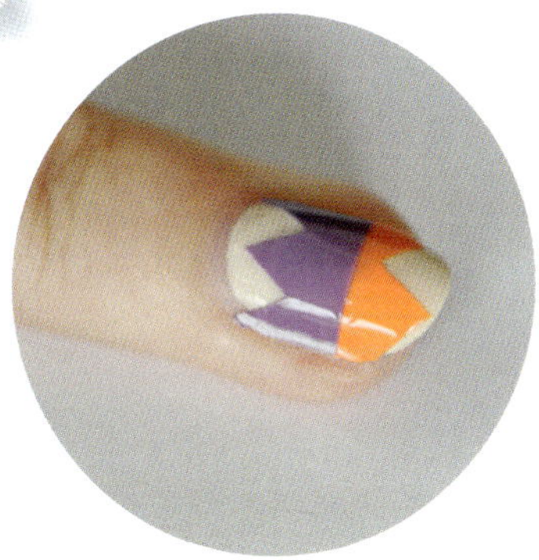

Originell und kinderleicht!

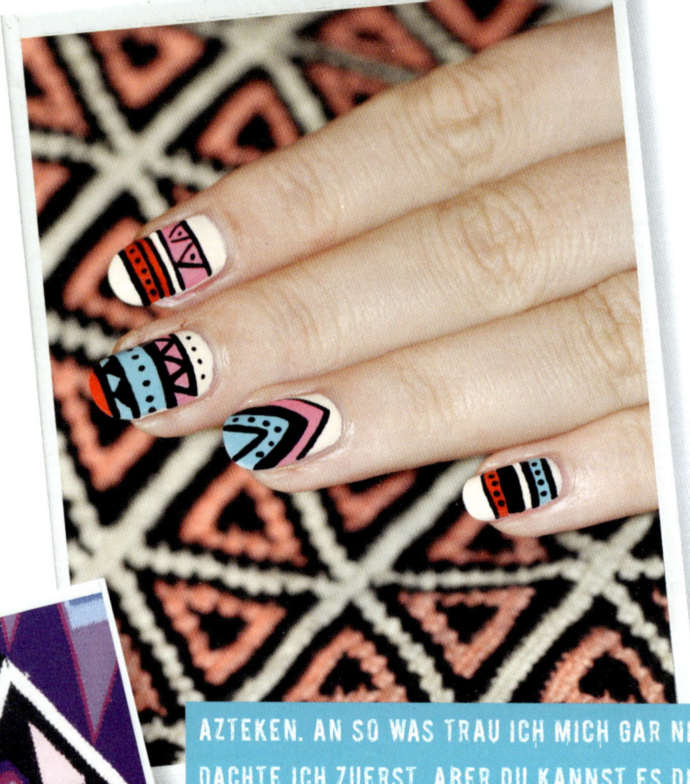

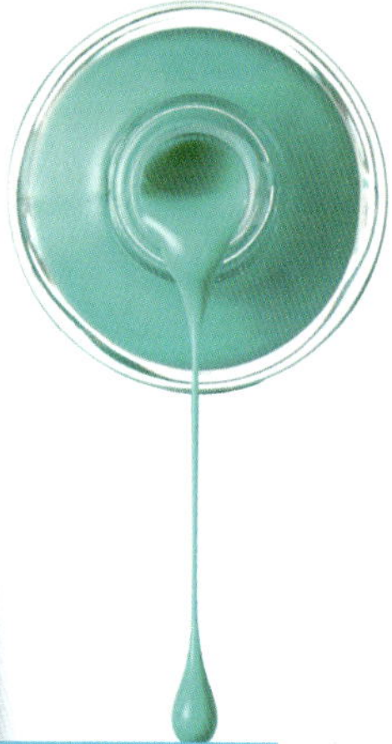

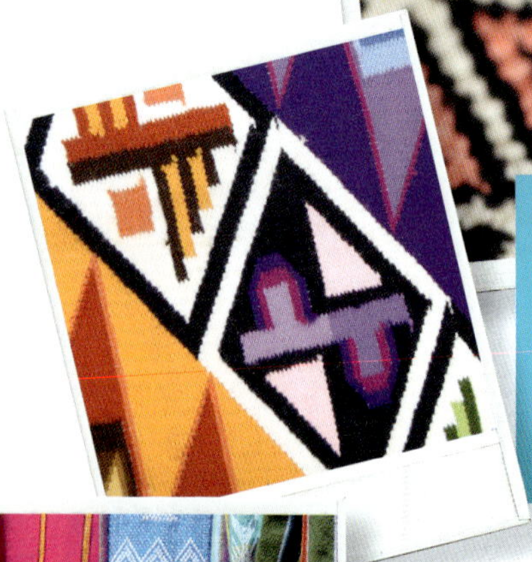

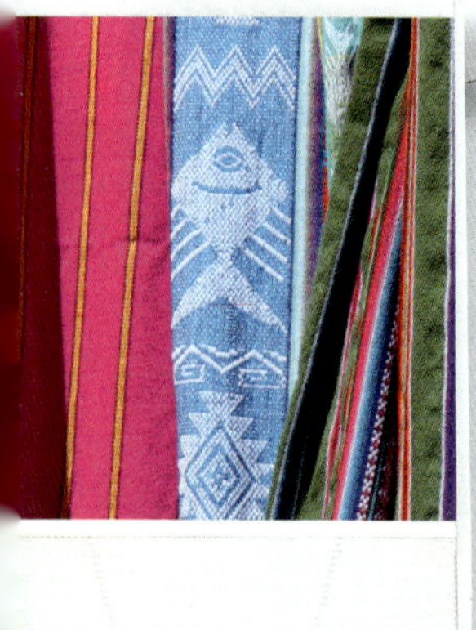

AZTEKEN. AN SO WAS TRAU ICH MICH GAR NICHT ERST RAN, DACHTE ICH ZUERST. ABER DU KANNST ES DIR SO EINFACH ODER SCHWIERIG MACHEN, WIE DU WILLST. UND DAS ERGEBNIS IST TOTAL HIP. EXPERIMENTIEREN – DAS IST GEFRAGT!

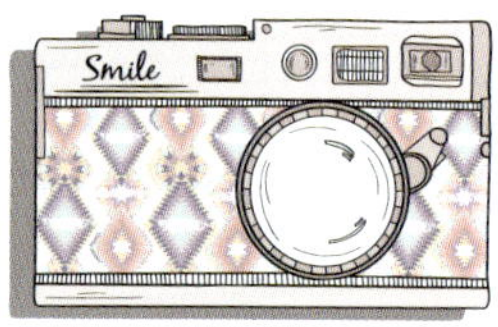

Azteken

PRETTY PRINTS: fröhliches Folkore-Design, inspiriert von den Mustern der alten Maya. Leuchtende Farben auf dezenten Erdtönen. Dreiecke, geometrische Formen, Kreise und Zickzackstreifen ... besser hättest Du es Dir auch nicht ausdenken können. Hier gilt die Regel: Alles ist erlaubt! Trage das Nageldesign auf dem nächsten Musik-Festival oder das ganze Jahr über.

Du brauchst:

- Base Coat
- Nagellack in Blau, Rot, Nude-Ton oder Beige (= etwas Grundierung)
- pinkfarbenen Nagellack
- Klebeband
- schwarzen Nagellack
- schwarzen Striper
- 1 Dotting-Pen
- weissen und schwarzen Nail-Art-Stift

Hilfsmittel

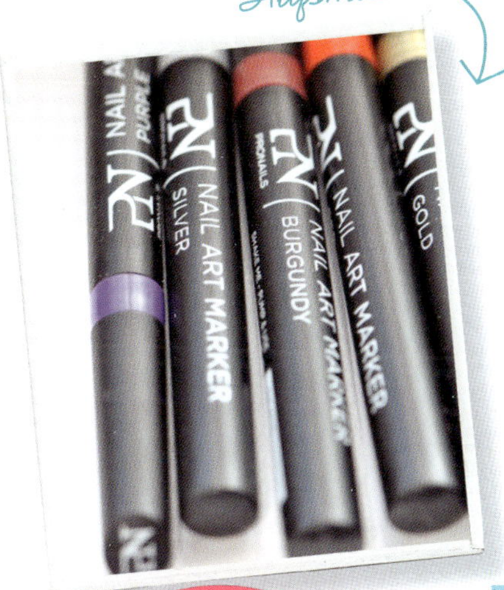

So geht's:

Eine gute Vorbereitung ist alles. Lasse Dich inspirieren und zeichne Deine Ideen auf ein Blatt Papier. So kannst Du Deine Muster vorher testen. Entscheide Dich dann für Dein Lieblingsmuster.

Beginne – wie immer – mit dem Unterlack. Wähle ein Grundmuster (siehe Mittelfinger und kleiner Finger). Lackiere Deine Nägel mit zwei dünnen Schichten Nagellack. Als Farbe wählst Du einen gedeckten Ton wie Nude oder Beige. Male nun mit Blau, Rot und Pink Querstreifen auf, so wie auf dem Foto abgebildet. Lasse den Lack gut trocknen. Sind die Linien nicht exakt gerade? Keine Panik! Mit dem schwarzen und weißen Nail-Art-Stift kannst Du Deinen Entwurf bis ins kleinste Detail perfektionieren.

Streiche mit der feinen Spitze des Dotting-Pens über den Nagellackpinsel. Trage damit nach Herzenslust feine Linien, Streifen und Punkte auf.

Bereit für den nächsten Schritt? Klebe Deine Nagelkuppe ab. So gelingen Dir schöne Muster. Für ein Dreieck auf dem Nagel schneidest Du aus dem Klebeband ein Dreieck (mit Spitze) aus. Lackiere Deine Nägel farbig und lasse den Lack gut trocknen. Bringe das Klebeband auf die Unter- und Oberseite des Nagels. Lackiere den restlichen Nagel in einer anderen Farbe. Gelingt Dir das aus freier Hand? Kompliment!

- TIPP -

Arbeitest Du gern mit Striper-Nagellack? Damit gelingen Dir sehr filigrane Muster.

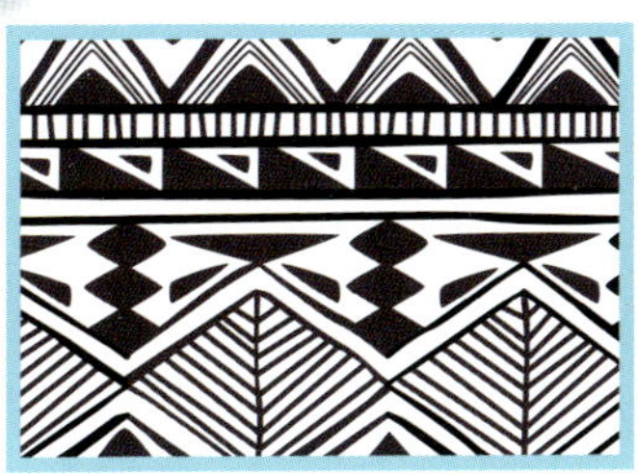

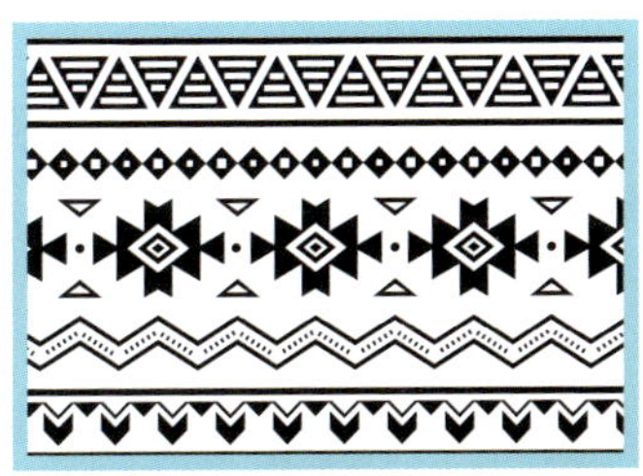

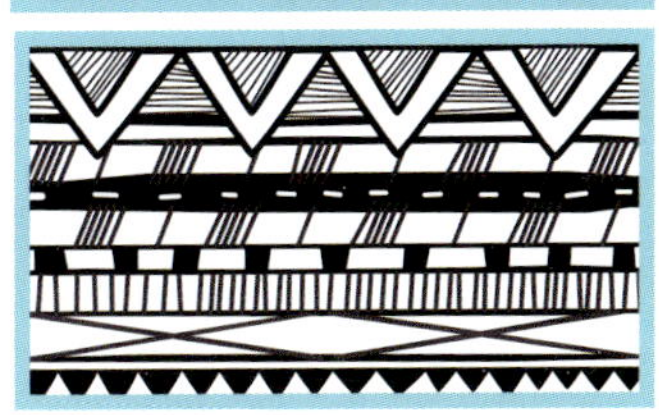

INSPIRATION

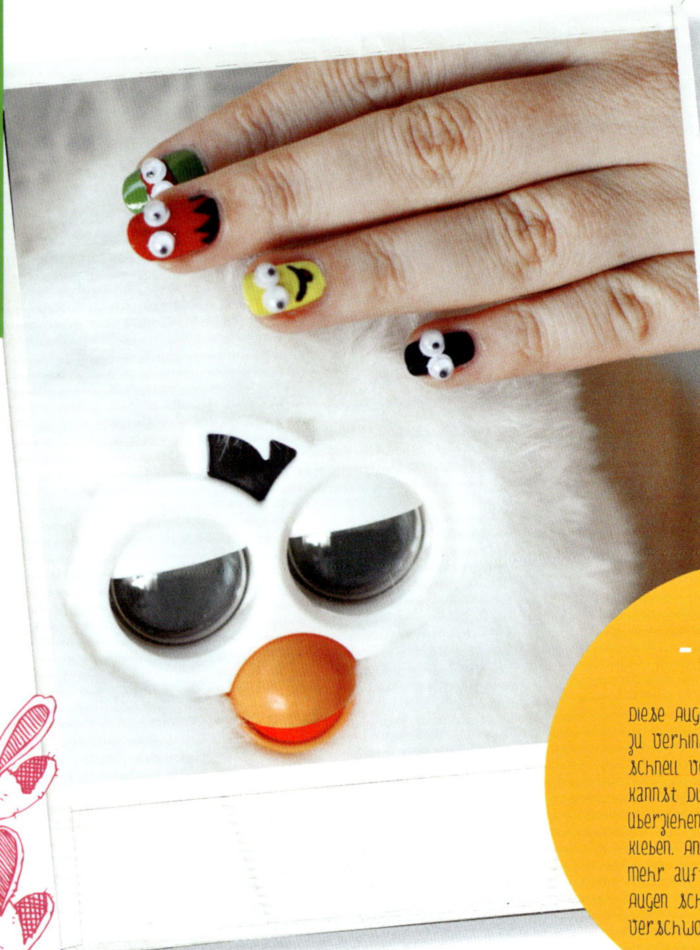

YIHAH!

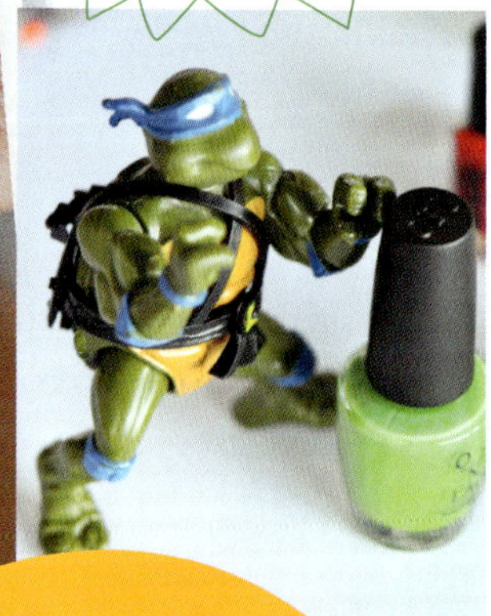

- TIPP -

Diese Augen sind selbstklebend. Um zu verhindern, dass sie sich schnell von den Nägeln lösen, kannst Du alle Augen mit Top Coat überziehen und dann auf die Nägel kleben. Anschließend keinen Lack mehr auftragen, sonst werden die Augen schmutzig und sehen verschwommen aus.

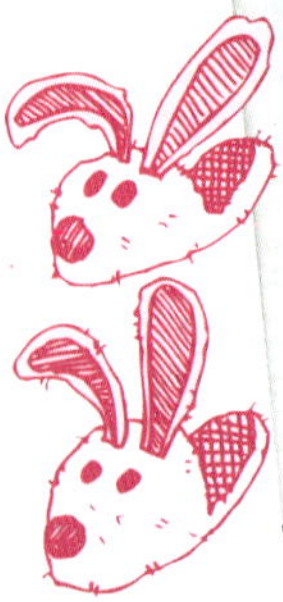

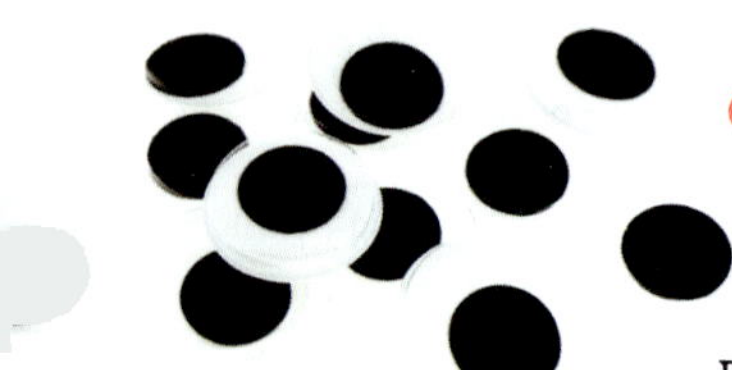

Lustige Augen

DEINE NÄGEL? ECHTE BLICKFÄNGER! Coole Nieten, farbenfroher Strass, Folie: Es gibt nichts, was es nicht gibt. Du kannst alles zum Verzieren Deiner Nägel verwenden. Aber diese Eyecatcher sind zweifelsohne am aller-, allerschönsten!

DU BRAUCHST:

- Base Coat
- Nagellack
- Klebeaugen
- Top Coat

SO GEHT'S:

The Easy Way

LACKIERE JEDEN NAGEL IN EINER ANDEREN FARBE. KLEBE DIE AUGEN NACH BELIEBEN AUF: OBEN, UNTEN ODER IN DIE NAGELMITTE. BEIDE HÄNDE FERTIG LACKIERT? NUN NUR NOCH SCHÜTTELN!

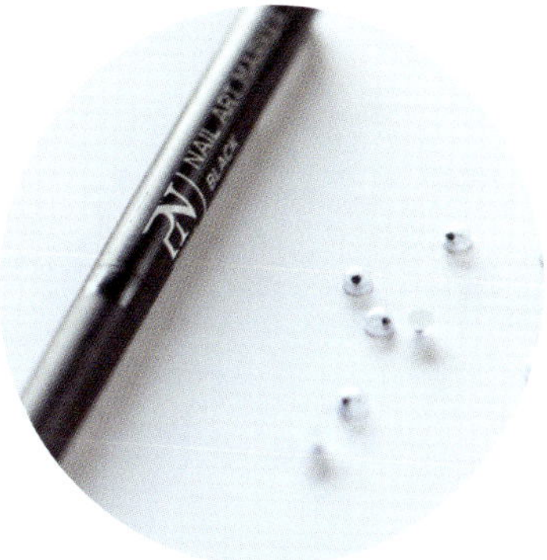

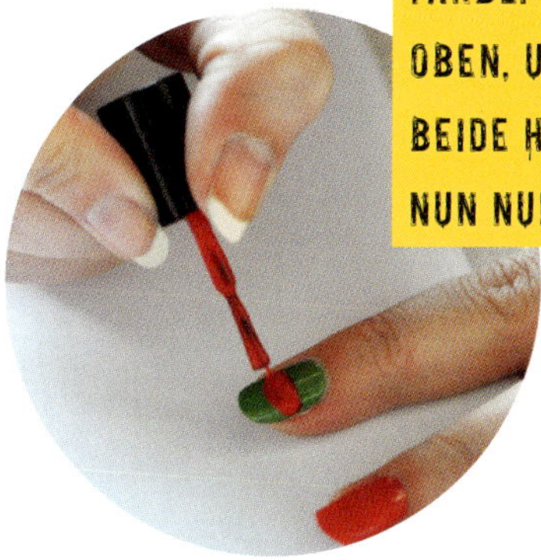

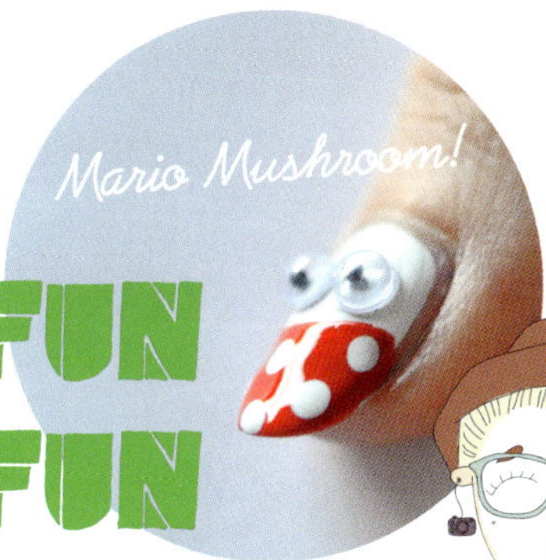

SO GEHT'S:

The Cartoon Way

Lackiere den Nagel des kleinen Fingers in Schwarz und klebe die Augen rechts in die Nagelmitte. Gespenstisch!
Lackiere den Nagel des Ringfingers in Gelb. Positioniere die Augen in der Mitte der Nagelplatte und zeichne ein lachendes Gesicht auf.
Für den Mittelfinger lackierst Du den Nagel in Pac-man-Farben (Rot, Pink, Orange und Blau). Zeichne mit dem Pinsel des schwarzen Nagellacks ein paar kleine Dreiecke oder „Zähnchen" darunter. Hast Du einen Nail-Art-Stift oder einen Striper-Nagellack, dann nimm den, damit werden die Linien noch feiner.
Zum Schluss klebst Du die Augen auf. Fang mich doch!
Lackiere den Nagel des Zeigefingers mit einem dunkelgrünen Lack. Wenn der getrocknet ist, ziehst Du eine horizontale Linie direkt oberhalb der Mitte der Nagelplatte. Entscheide Dich für Rot, Orange, Violett oder Blau. Nochmals alles gut trocknen lassen. Klebe anschließend die Augen in die Mitte des bunten Streifens. *let's turtle!*
Für den Daumen nimmst Du Rot als Basis. Zeichne mit weißem Nagellack einen Halbkreis unten an den Nagelrand. Tupfe zwei große, weiße Punkte in die rote Fläche. Zum Schluss tupfst Du die zwei Augen unten in die weiße Fläche.

FUN FUN FUN

Vor ein paar Jahren habe ich diese wackelnden Augen in einem Laden für Hobbybedarf gefunden. Ich habe keine Sekunde überlegt und mich sofort an die Arbeit gemacht. Seitdem kommen sie regelmäßig auf meine Nägel. Man kann sie stundenlang ansehen und bekommt sofort gute Laune, wenn man sie sieht. Wetten?

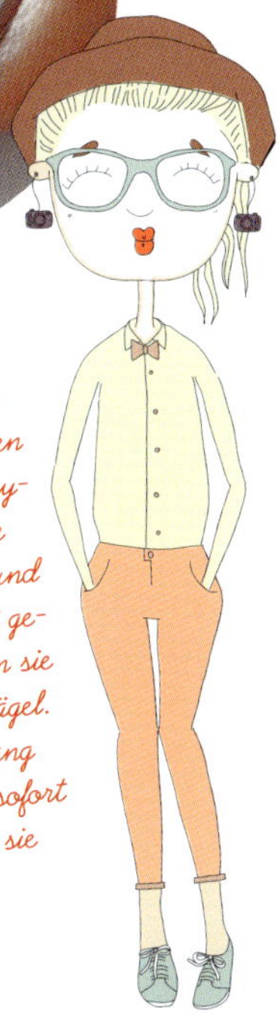

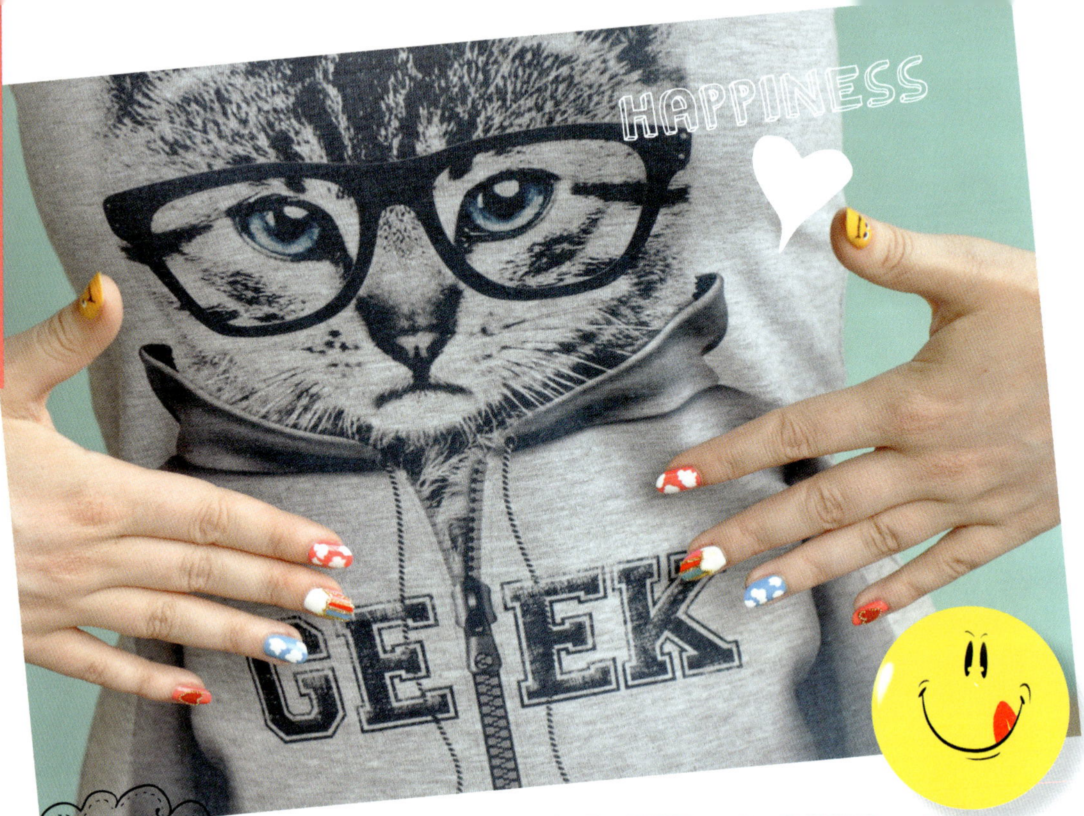

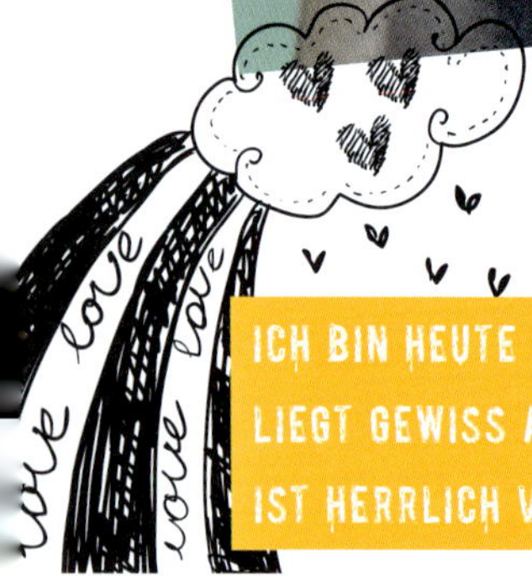

SOMEWHERE *lalalalalala* OVER THE RAINBOW

ICH BIN HEUTE BESTER LAUNE UND DAS LIEGT GEWISS AN DIESEM MOTTO. DER EFFEKT IST HERRLICH VERSPIELT UND MEGAEINFACH!

Happy Nails

DAS GLÜCK FINDET SICH IN DEN KLEINEN DINGEN ...
Wie im Nagellackieren oder in diesem Nageldesign: Diese Nägel machen sofort gute Laune!

DU BRAUCHST:

- BASE COAT
- FRÖHLICH BUNTEN NAGELLACK
- WEISSEN UND SCHWARZEN NAGELLACK
- 1 DOTTING-PEN
- TOP COAT
- EVENTUELL 1 NAIL-ART-STIFT

Zuckerwattenrosa, Himmelblau oder Sonnengelb

SO GEHT'S:

Zuerst der Unterlack! Dann bekommt jeder Nagel eine andere Farbe, so wie Du es auf dem Foto siehst. Beginne mit Zeigefinger und kleinem Finger in Quietschrosa, Ringfinger in Blau und Daumen in Knallgelb. Wechsle die Farben ab: Das ist doch das Schönste am Ganzen!

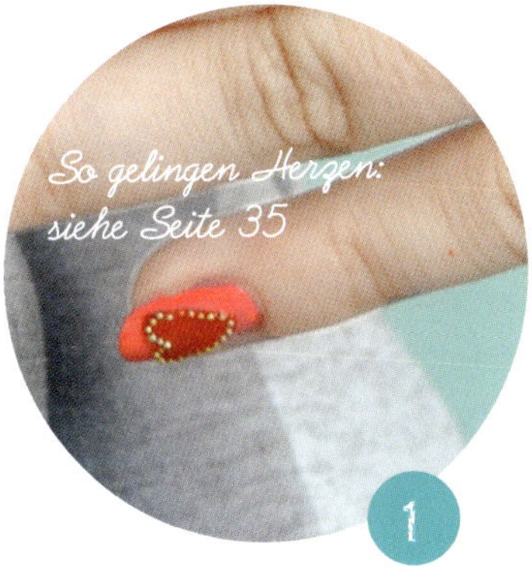

So gelingen Herzen: siehe Seite 35

1

Zeichne zunächst ein Herz in die Nagelmitte des kleinen Fingers. Male es mit dem roten Nagellack aus.

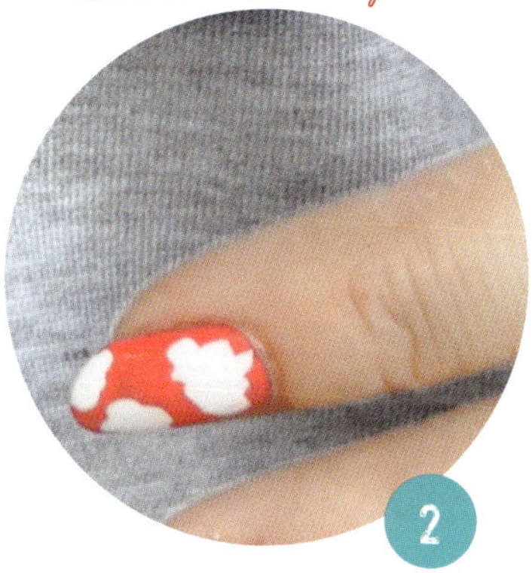

2

Auf Ring- und Zeigefinger tupfst Du jeweils drei kleine Punkte – einen in die Mitte (etwas weiter unten) und zwei daneben (jeweils etwas höher). Verbinde die Punkte zu einer Wolke. Male von der Mitte heraus die Wolke aus. Oder zeichne mit dem Nail-Art-Stift eine Wolke auf und male sie aus.

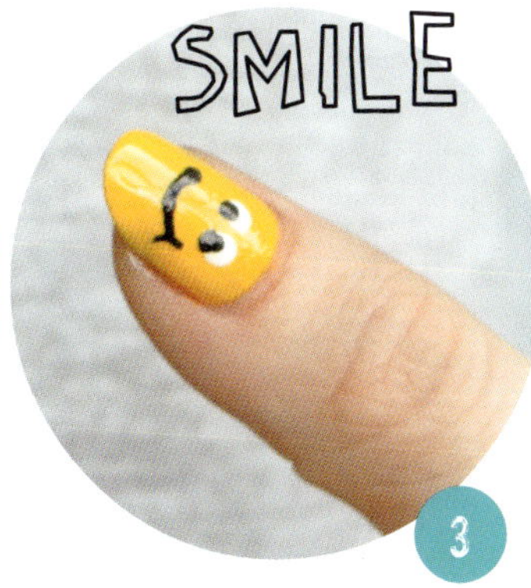

3

Go crazy!
Lackiere Deinen Daumennagel in einem knalligen Ton als Basis. Zeichne mit dem Dotting-Pen oder dem Nail-Art-Stift ein lachendes Gesicht auf.

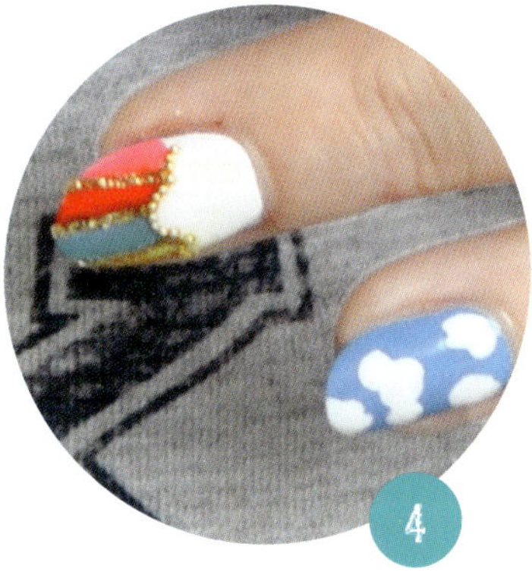

4

Um den Nagel-Look komplett zu machen, wähle für den Mittelfinger ein Regenbogen-Design. Lackiere dazu einige Längsstreifen in verschiedenen Farben. Lasse den Lack gut trocknen und male unten eine weiße Wolke auf. Du kannst den Entwurf auch mit einem Nail-Art-Pen verfeinern.

HAVE FUN

- TIPP -

Wölkchen sind hübsch und ideal bei kurzen Nägeln.

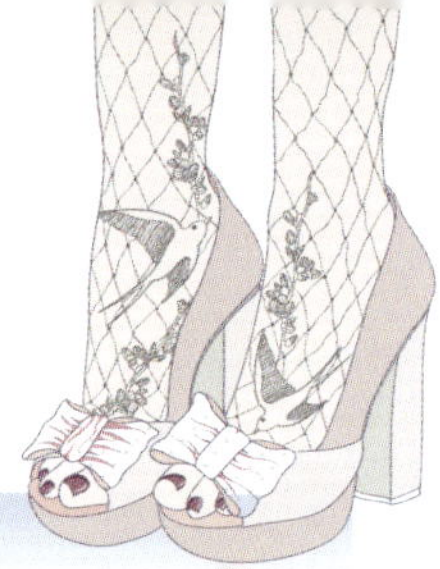

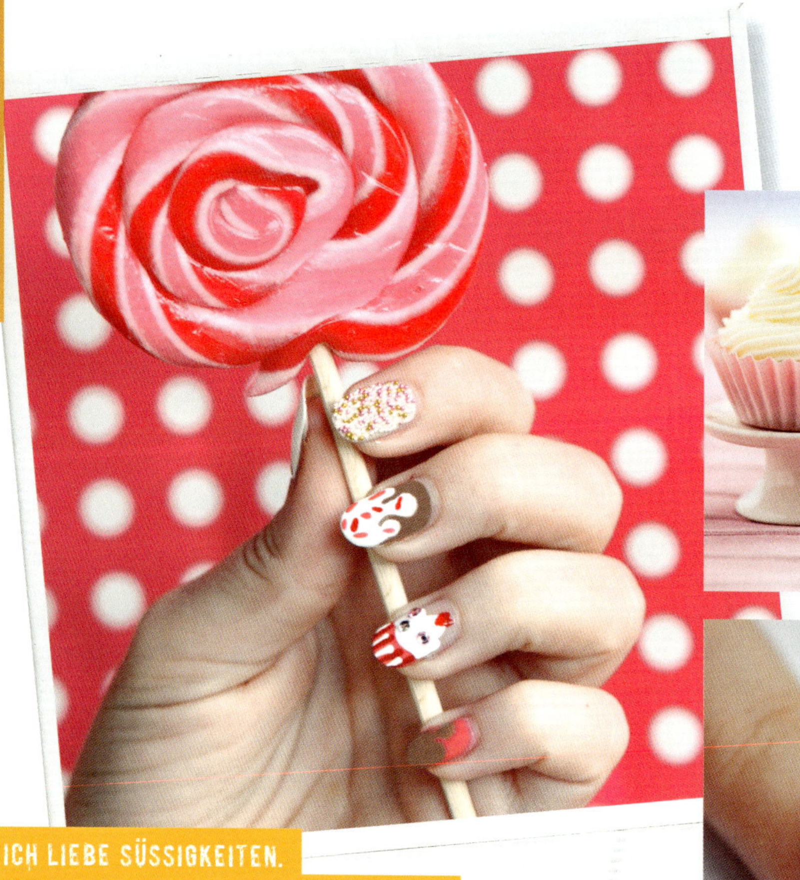

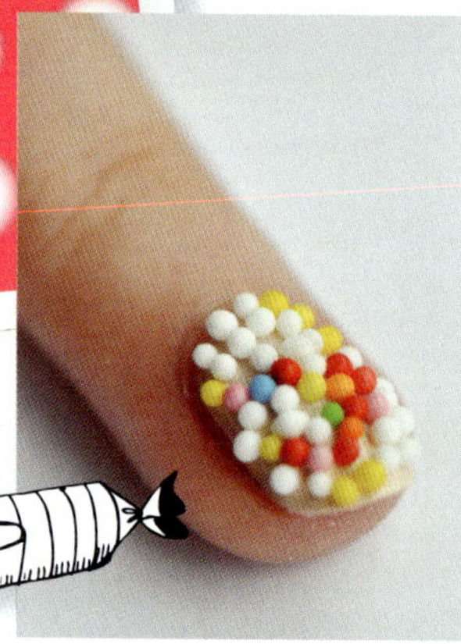

ICH LIEBE SÜSSIGKEITEN.
VOR ALLEM SÜSSIGKEITEN IN PASTELL!

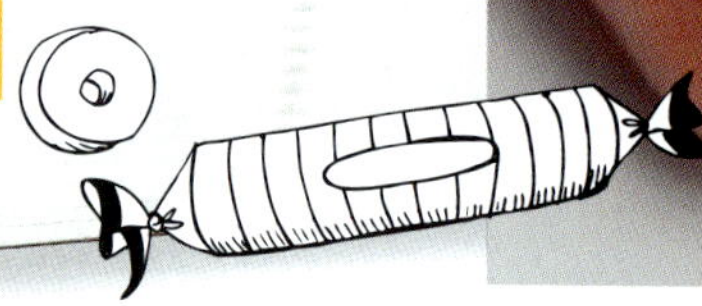

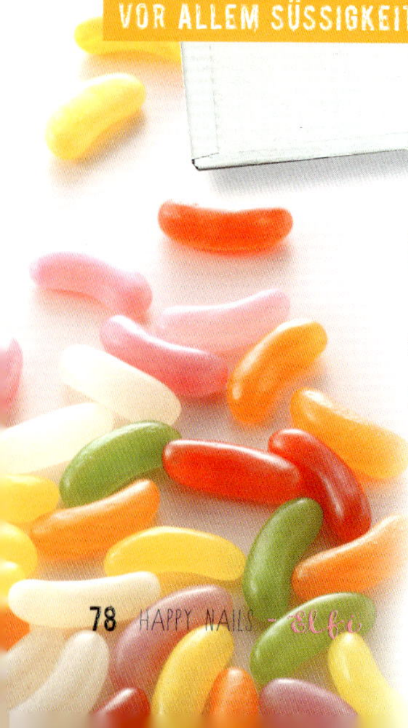

Süsse Nägel

SORBET-NÄGEL MIT SCHOKOLADE, Cupcakes, Liebesperlen und Zuckerstangen: vier zuckersüße Nageldesigns, nach denen man sich die Finger leckt.

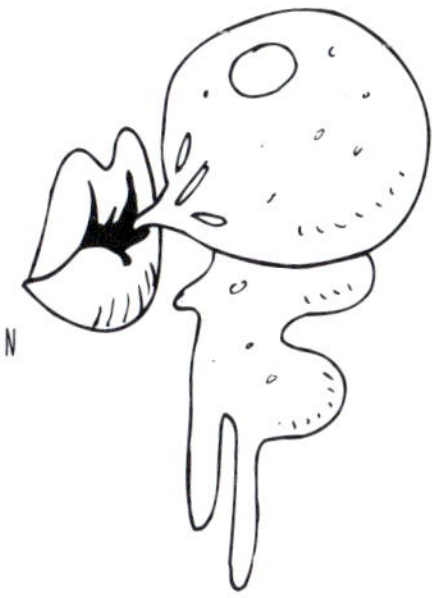

DU BRAUCHST:

- Base Coat
- Nagellack in verschiedenen Pastelltönen
- Liebesperlen
- Striper-Nagellack
- gut härtenden Top Coat

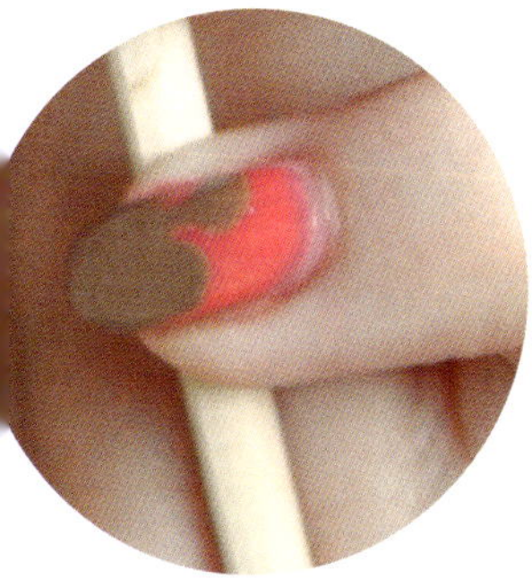

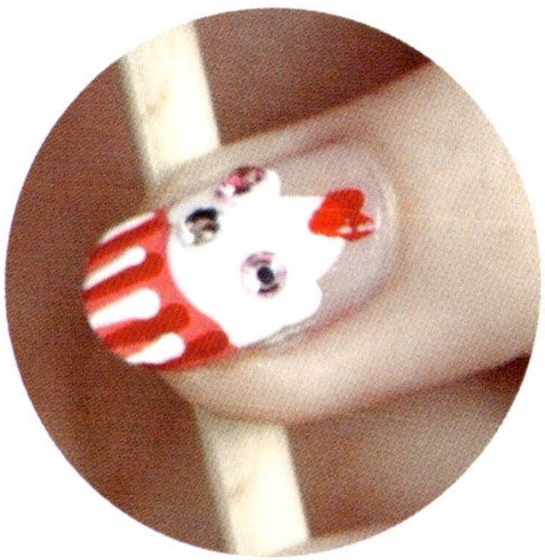

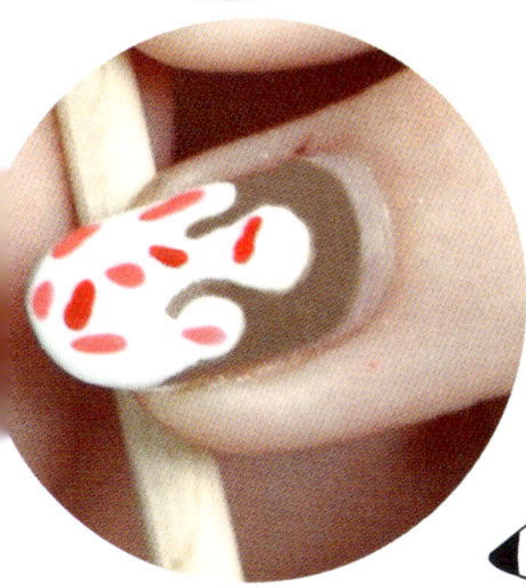

- TIPP -

Sollen die Motive noch filigraner werden, dann verwende einen Nail-Art-Stift. Extrasüß!

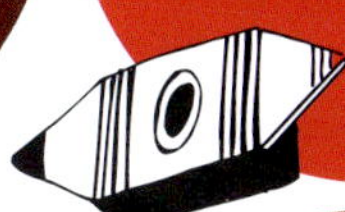

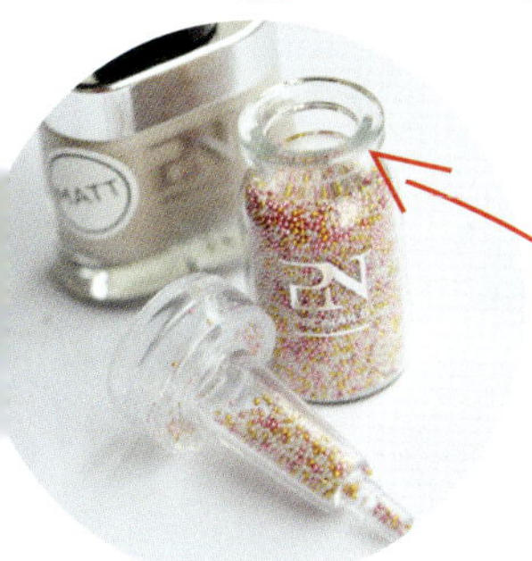

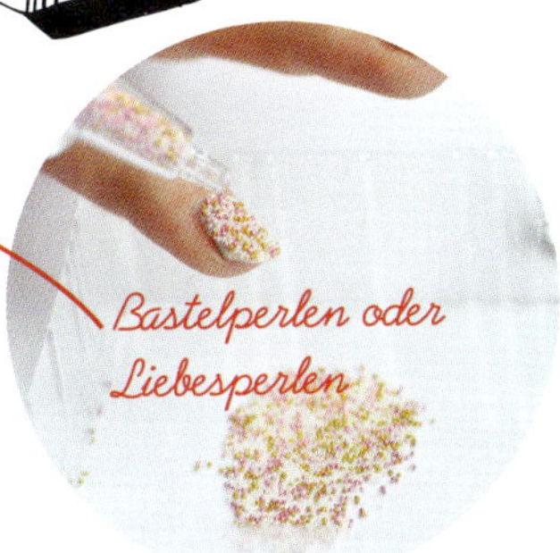

Bastelperlen oder Liebesperlen

Dieses Muster gelingt mit der Marmoriertechnik. Siehe Seite 54.

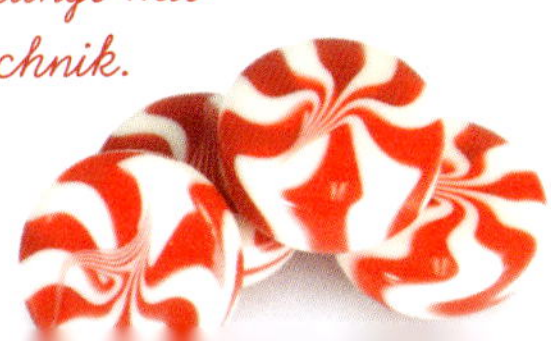

SO GEHT'S:

Trage zuerst den Base Coat auf, lackiere die Nägel in den gewählten Pastelltönen und suche Dir fürs Finish eine der folgenden zuckersüßen Varianten aus:

Schoko-Dip

(Basis = Pastellrosa, Schoko = Braun)

Gib einen großen Tropfen Nagellack in die Nagelmitte. Das geht am besten mit dem Pinsel des Nagellacks. Tupfe einen zweiten Punkt direkt daneben. Achte darauf, dass der Tupfen außen etwas weiter oben liegt, also mehr Richtung Nagelspitze. Ziehe mit dem Pinsel diese zwei Punkte bis nach oben durch und male kleine unregelmäßige Wellen. Lackiere den oberen Nagelrand braun (siehe French Seite 37).

Süßes Törtchen

(Basis = Pink, Weiß und Rot)

Male an der Nagelspitze einige rote und rosa Streifen auf. Lackiere dann mit Weiß eine Art Wolke darauf (Topping). Ein kleines rotes Herz wird zur Kirsche auf dem Cupcake. Klebe zum Schluss ein paar rosa Strasssteine oder etwas Glitzer als süße Perlen auf.

Bunt gesprenkelt

(Basis = Schokobraun, Bonbons = Pastelltöne)

Lackiere die Nägel in der Basisfarbe. Tupfe einen weißen Punkt in die Mitte. Setze noch zwei Extrapunkte daneben und verfahre wie oben beim Schoko-Dip. Sobald das Topping gut getrocknet ist, trägst Du kleine Striche in verschiedenen Pastelltönen auf.

Zeit für Streusel

Lecker zum Naschen: Streue ein paar kleine Perlen auf – Spaß pur!

Warum nur Bastelperlen verwenden; auch mit echten Liebesperlen klappt es. Dein Design wird sofort viel süßer ... und viel leckerer!

Süß, süßer, am süßesten

(Basis = Weiß, Streifen = Rot)

Nichts ist süßer als Zuckerstangen. Vor allem die weiß-rot gestreiften. Lackiere Deine Nägel weiß und ziehe mit dem Pinsel des Nagellacks einige rote Querstreifen. Ein Striper-Nagellack ist hier ideal, vor allem, wenn er farbig ist.

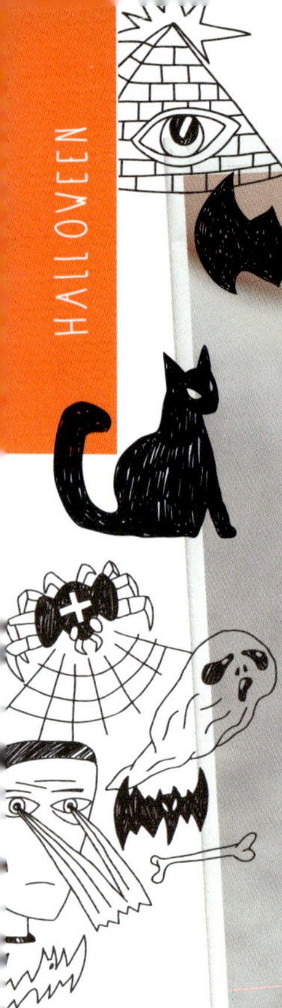

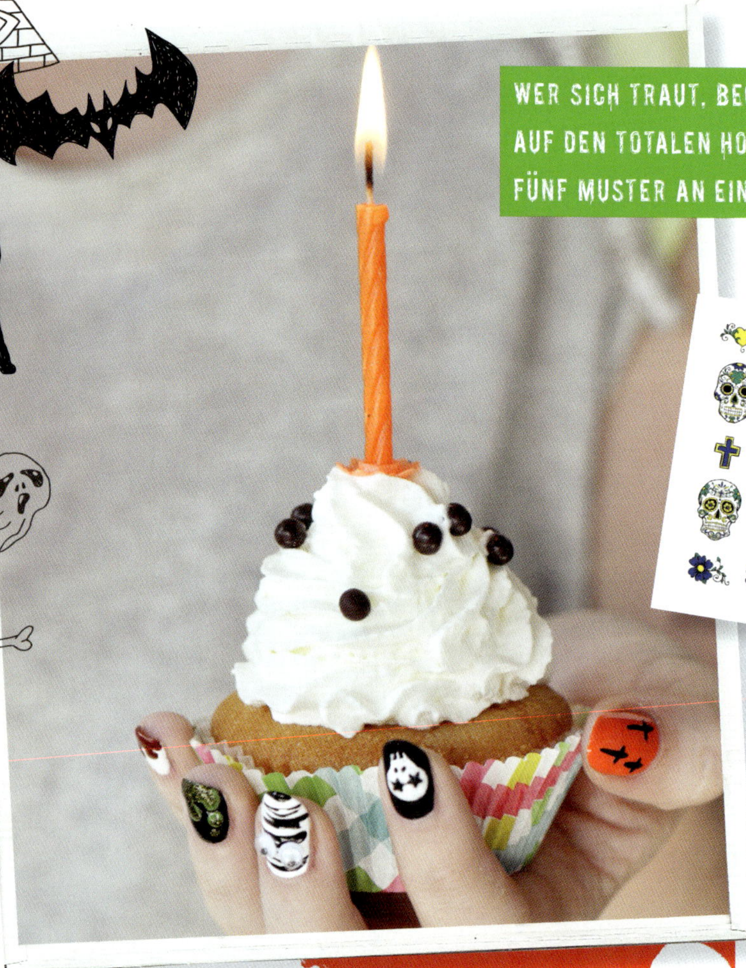

WER SICH TRAUT, BEGIBT SICH AUF DEN TOTALEN HORROR-TRIP: FÜNF MUSTER AN EINER HAND!

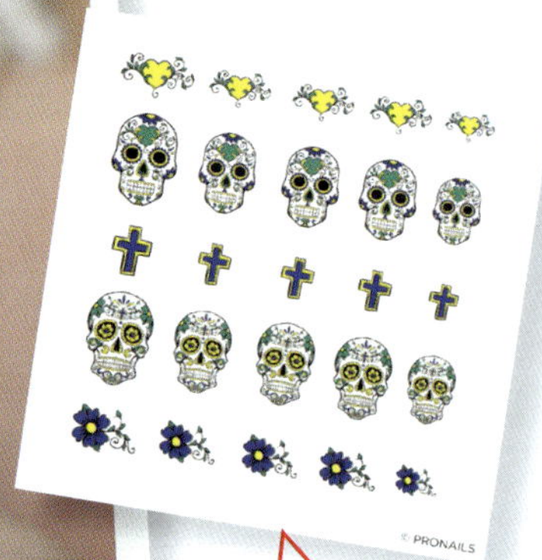

Oder Du nimmst coole Sticker!

Halloween

WER TRAUT SICH?
FÜNF GRUSELIDEEN!

DU BRAUCHST:

- Base Coat
- weissen und schwarzen Nagellack
- roten und grünen Nagellack
- Glitter
- 1 Punktierstift, Nail-Art-Stift oder Striper

5 x Inspiration

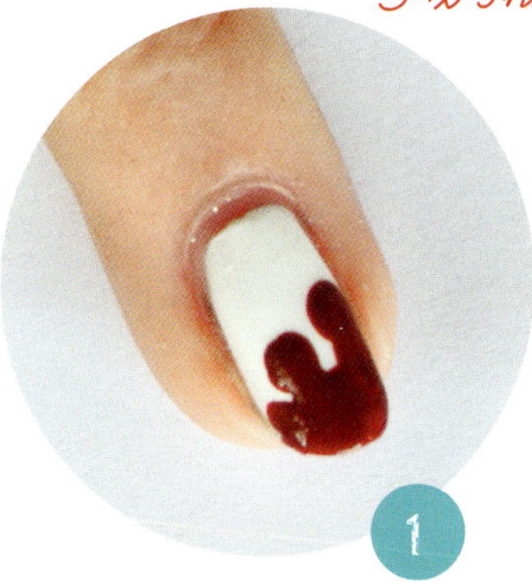

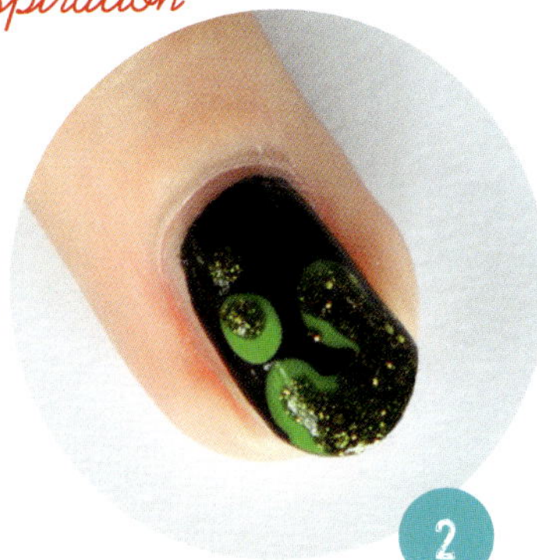

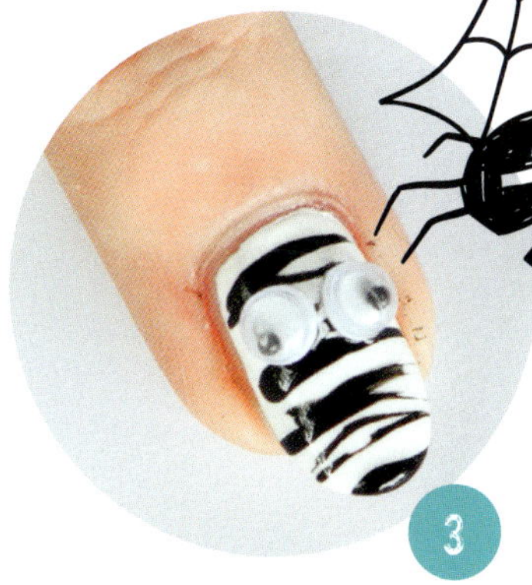

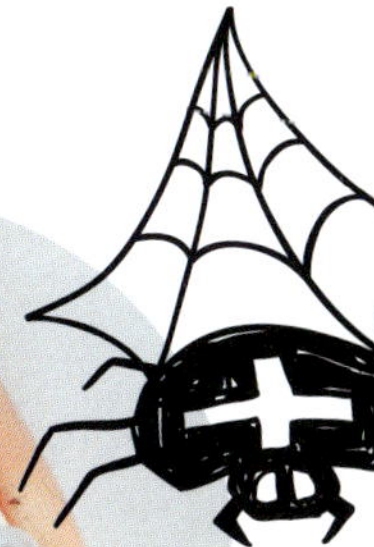

BLUTIGE NÄGEL

Lackiere die Nägel mit weißem Nagellack. Zwei dünne Schichten sind ausreichend. Tupfe mit dem Pinsel des blutroten Nagellacks einen Punkt auf. Tupfe genau darüber einen zweiten Punkt und ziehe ihn weiter bis zur Nagelspitze. Lackiere die obere Fläche rot.

GRÜNER SCHLEIM

Als Basis nimmst Du den schwarzen Lack. Verfahre genau wie bei den blutigen Nägeln, aber diesmal nimmst Du Grün statt Rot. Zum Schluss kommt noch ganz viel giftiger Glitter darüber.

MUMIE

Lackiere alle Nägel weiß. Ziehe mit dem Dotting-Pen oder dem Nail-Art-Stift beliebige schwarze Streifen quer über den Nagel. Perfektion ist nicht gefragt. Klebe noch zwei Augen auf. Echt gruselig!

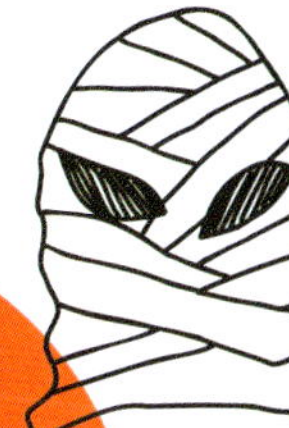

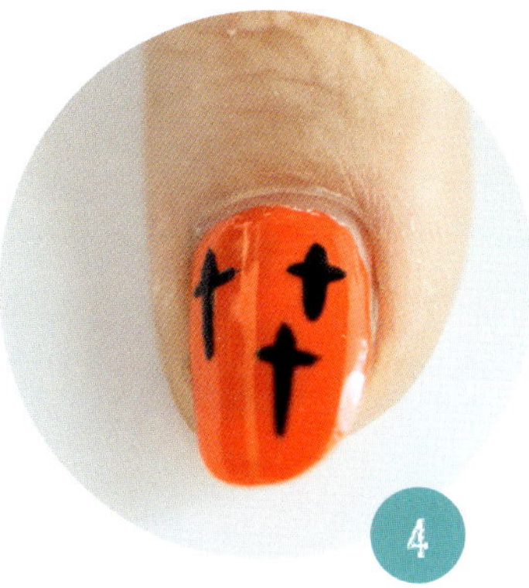

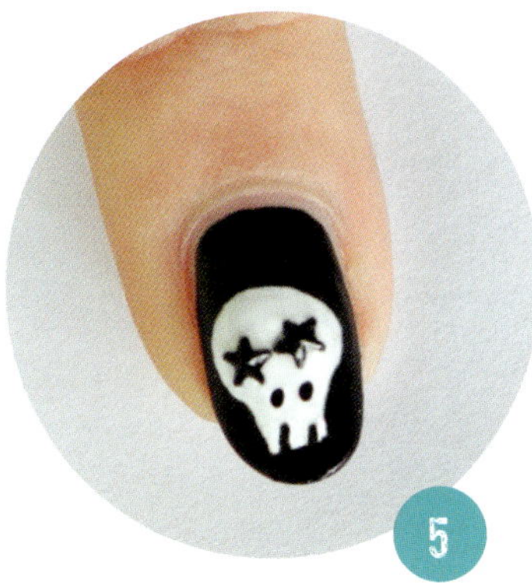

- TIPP -

Blättere zurück zu Seite 56. Teste die Technik mit dem Strohhalm und etwas rotem Nagellack. Wie schaut's aus? Echte Killer-Nails!

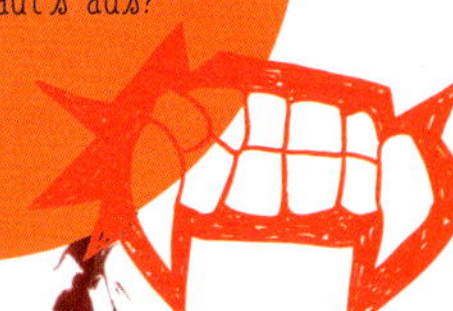

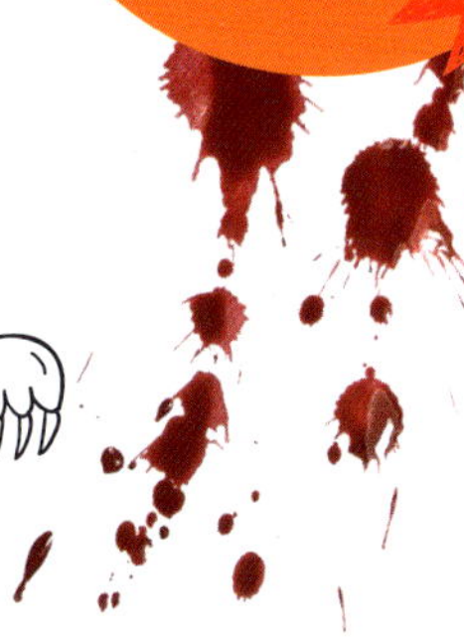

FRIEDHOF

Lackiere Deine Nägel in Kürbisorange und zeichne mit einem Striper oder einem Nail-Art-Stift schwarze Kreuze auf. Noch besser wird das Design, wenn das Orange etwas nachlässig aufgetragen ist – das ist viel effektvoller!

TOTENKOPF

Lasse Dich vom Foto inspirieren!

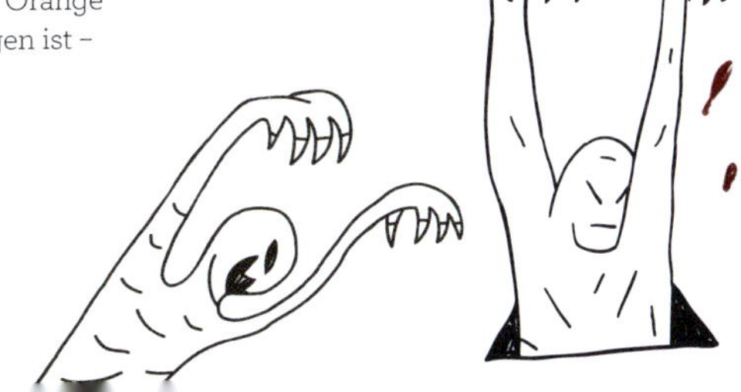

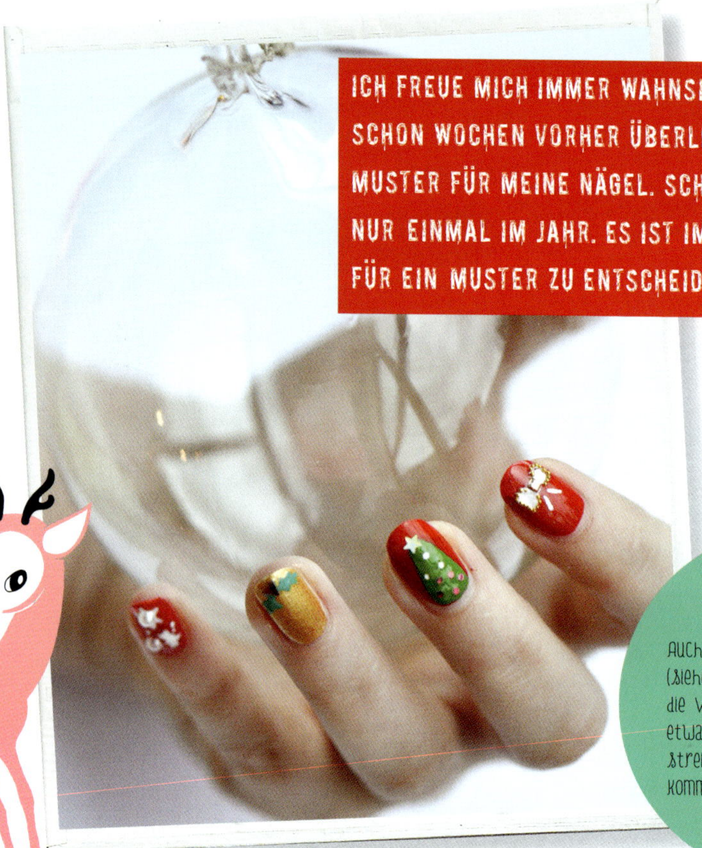

ICH FREUE MICH IMMER WAHNSINNIG AUF WEIHNACHTEN. SCHON WOCHEN VORHER ÜBERLEGE ICH MIR SCHÖNE MUSTER FÜR MEINE NÄGEL. SCHLIESSLICH FEIERT MAN NUR EINMAL IM JAHR. ES IST IMMER SCHWIERIG, SICH FÜR EIN MUSTER ZU ENTSCHEIDEN ...

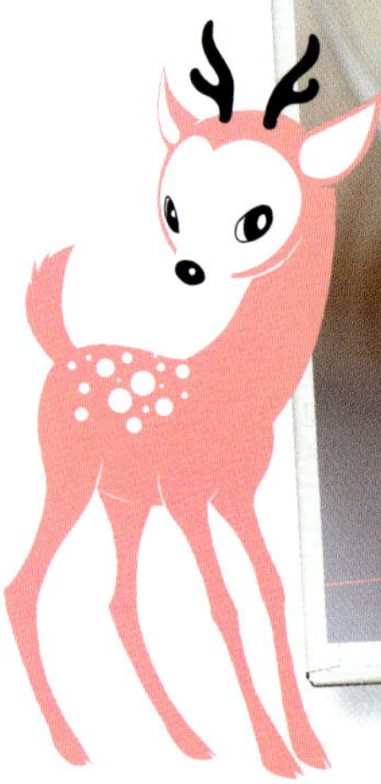

- TIPP -

Auch Zuckerstangennägel (siehe Seite 79) sind süß für die Weihnachtszeit. Setze noch etwas Glitter an die Längsstreifen. Weihnachten kann kommen!

Weihnachtsnägel

DU BRAUCHST:

- Base Coat und Top Coat
- Strass, Nieten und Glitter
- Nagellack in verschiedenen Farben
- 1 Nail-Art-Stift
- 1 Dotting-Pen

Ein festliches Outfit wird erst komplett durch schön lackierte Nägel! Zu Weihnachten darf das Design etwas üppiger ausfallen. Mit Glitter - ganz viel Glitter - solltest Du nicht sparen! Wer mag keinen Glamour? Zu Weihnachten schmückt man nicht nur den Baum - sondern auch die Nägel. Hier nun fünf festlich glitzernde Ideen ...

SO GEHT'S:

Trage immer zuerst den Base Coat auf.

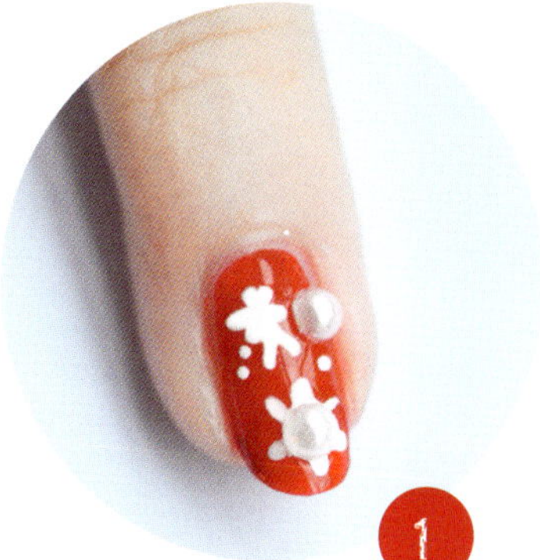

1

SCHNEEFLOCKEN

Lackiere die Nägel in einem leuchtenden Rot. Nimm am besten einen Nagellack mit Schimmereffekt. Der ist extrafestlich! Zeichne einen großen und kleinen Schneeball in Weiß auf die Nägel und klebe zum Schluss noch weiße Perlen auf.

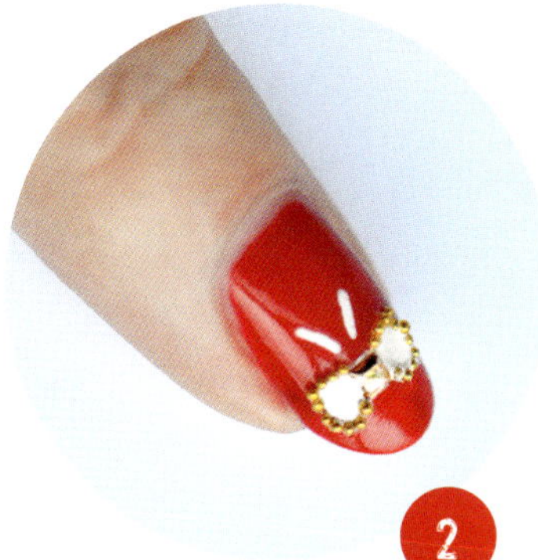

2

SCHLEIFEN

Lackiere die Nägel in einer Farbe Deiner Wahl und zeichne mit dem Striper-Nagellack oder einem Nail-Art-Stift kleine Schleifen auf. Veredle Deinen Entwurf mit winzigen Perlen (dafür kannst Du Bastelperlen verwenden). Deine Gäste werden begeistert sein.

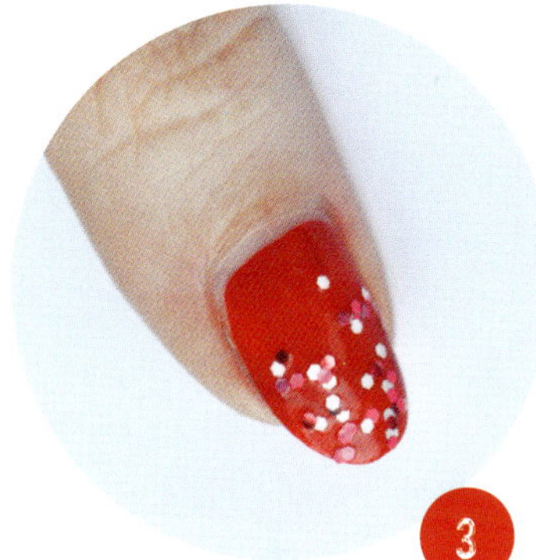

3

TON IN TON

Suchst Du neue, schöne Muster? Dann lasse Dich von Deinem gemusterten Pyjama inspirieren oder von kitschigen Weihnachtskugeln ... Und? Fündig geworden? Dann übertrage eine exakte Kopie auf Deine Nägel und lackiere sie in den entsprechenden Farben. Gib dem Ganzen mit einem Nail-Art-Stift oder Nagellack-Striper noch den Finishing Touch! Du kannst auch noch Glitter auftragen. Der passt immer!

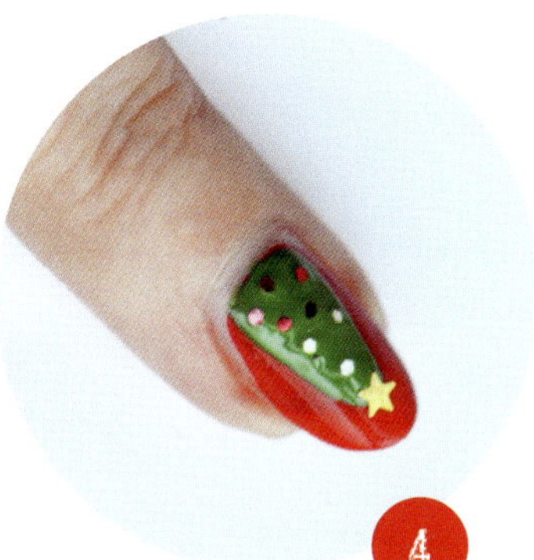

4

O TANNENBAUM

Klebe zwei Klebebandstreifen an die Seiten, sodass sie oben an der Nagelspitze in einem Punkt zusammenlaufen. Das Innere lackierst Du grün. Setze einzelne bunte Steinchen auf die grüne Fläche und einen gelben Stern auf die grüne Spitze.

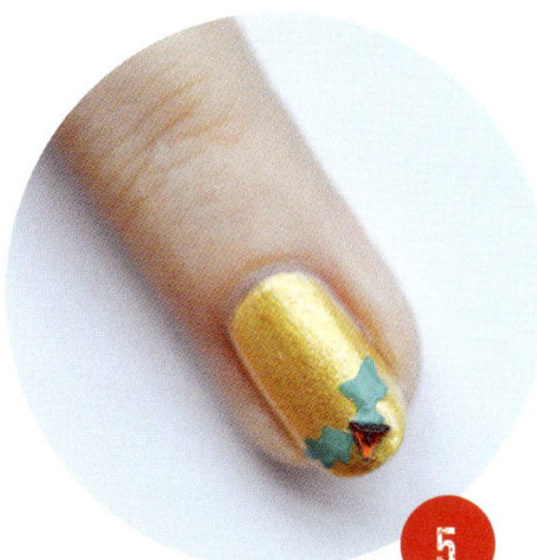

5

KISS ME QUICK

Wähle Gold als Akzentfarbe. Klebe zwei oder drei rote Strasssteine oben an die Nagelspitze. Zeichne kleine grüne Mistelzweige auf. Fertig? Halte Deine Hände über Deinen Angebeteten. Jetzt musst Du nur noch auf den Kuss warten.

- TIPP -

Mische verschiedene Glitzersorten. Trage einen Base Coat auf und streue Glitter auf den Nagel. Trage als Letztes einen Top Coat auf. Konfetti!

Die Glitzertipps von Seite 88 sind hier wirklich praktisch!

- TIPP -

Für einen Ombre-Effekt mischst Du roten und grünen Glitter.

Auch hübsch!

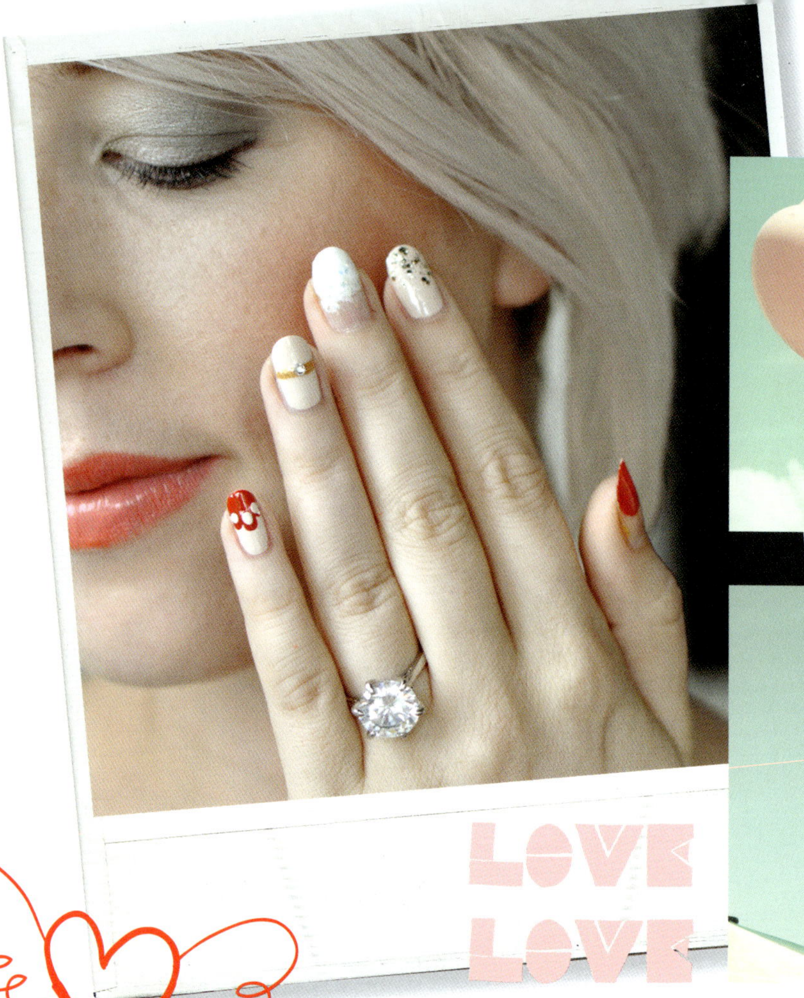

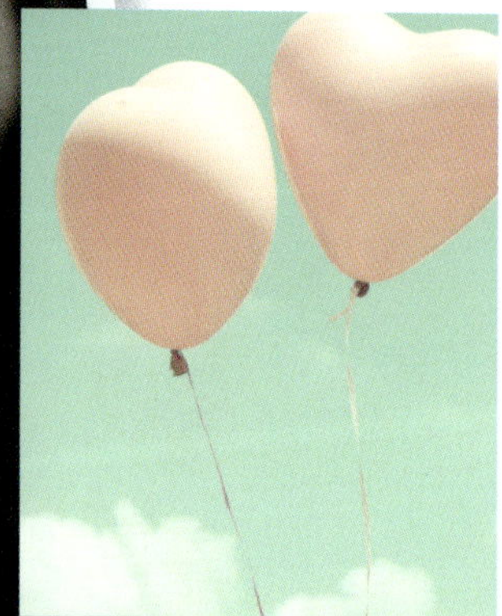

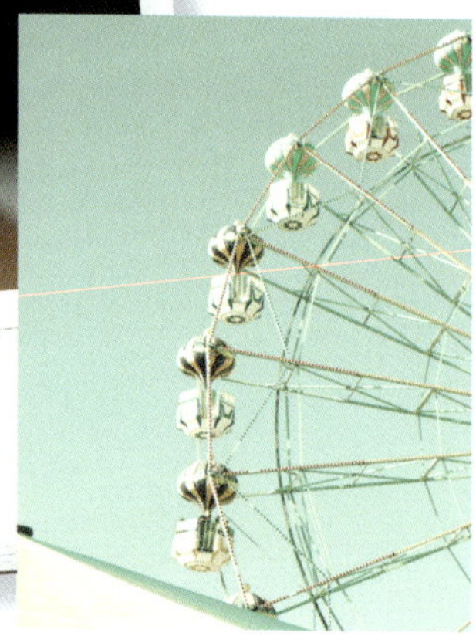

LOVE
LOVE
LOVE

Hochzeitsnägel

EIN FEST FÜR DEINE NÄGEL! Die weiße Spitze bzw. French Manicure kennen wir schon. Der Look: schön und gepflegt. Das reicht Dir nicht? Mit diesen Tipps und Tricks kann an Deinem großen Tag nichts mehr schiefgehen!

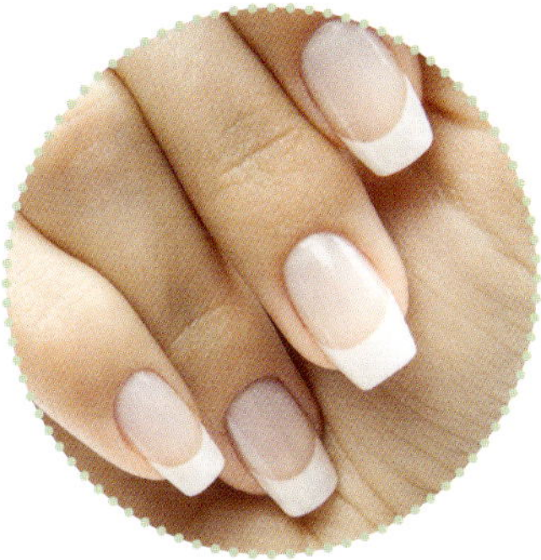

DU BRAUCHST:

- Base Coat
- weissen Nagellack
- 1 Pinsel
- Nagellackentferner

Perfect French

Trage zunächst einen Base Coat auf. Lackiere einen breiten weißen Streifen entlang der Nagelspitze. Tauche den Pinsel in ein wenig Nagellackentferner und streiche damit quer unterhalb des weißen Rands entlang, bis Du einen schönen Bogen hinbekommst. Durch den Nagellackentferner löst sich der Nagellack immer etwas mehr auf. Arbeite Dich vorsichtig Richtung Spitze vor, bis Du das gewünschte Resultat erhältst: eine feine französische Maniküre!

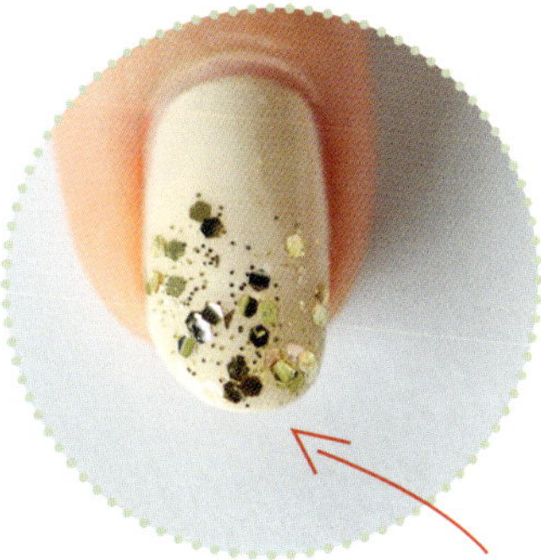

Auch schön!
Nude + Glitter-Ombre *(siehe Seite 46).*
Glitzermonde *(siehe Seite 38).*

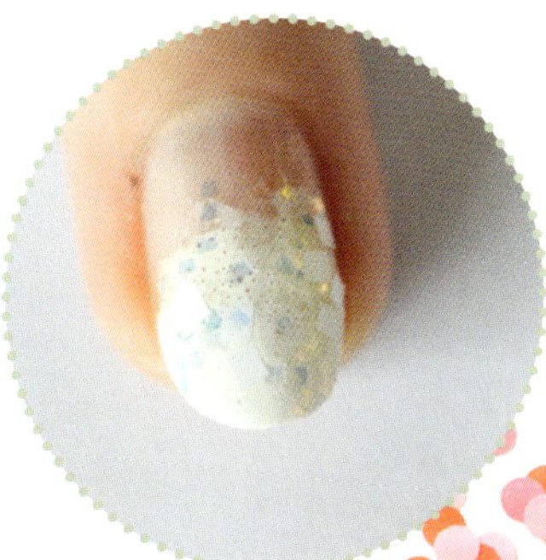

Superangesagt = New French!

Was ist das genau? French Manicure mit Ombre-Effekt.

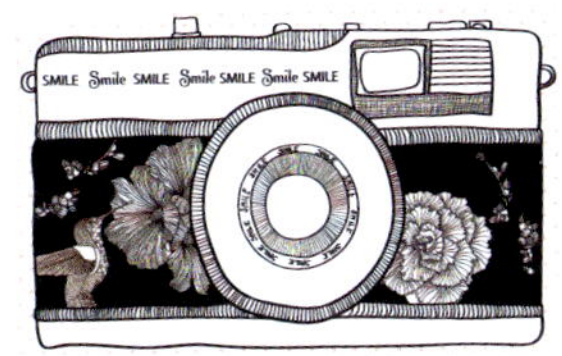

DU BRAUCHST:

- Base Coat
- 1 Make-up-Schwämmchen
- weissen Nagellack
- Top Coat

SO GEHT'S:

Trage zunächst einen Base Coat auf. Tauche den Make-up-Schwamm in den weißen Nagellack. Tupfe den Lack dann vorsichtig auf die Nägel. Dabei arbeitest Du Dich von der Nagelspitze bis zum Nagelbettrand vor. Je näher Du der Mitte kommst, desto verschwommener wird der Lack. Tupfe noch etwas Lack nach, dann deckt der Lack besser.

- TIPP -

Durch transparenten Glitzernagellack als Finish wird das Design noch festlicher.

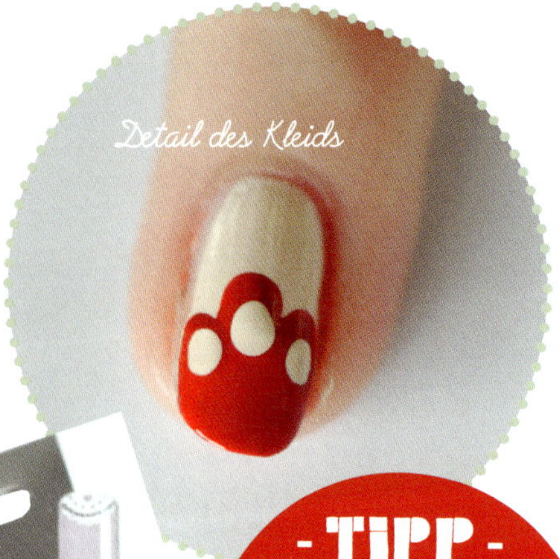

Nägel zum Kleid

Etwas Spitze oder Glitzer ... Dein Brautkleid bietet genug Inspiration. Dein Traum-Outfit wird durch passende Nägel erst komplett.

DU BRAUCHST:

- Base Coat
- 1 Dotting-Pen
- Nagellack in 2 Farben
- Top Coat

SO GEHT'S:

Lackiere Deine Nägel zunächst in einem blassen Grundton. Darf's noch knalliger sein? Dann lackiere die obere Hälfte kräftig rot. Gestalte dabei den Übergang in schwungvollen Bögen (siehe Foto). Tupfe drei weiße Punkte in die roten Bögen. Perfekt.

- TIPP -

Ist Dir dieses Nageldesign zu gewagt? Dann verwende Nagelsticker. Die gibt es mittlerweile in vielen Mustern, sogar mit Spitze.

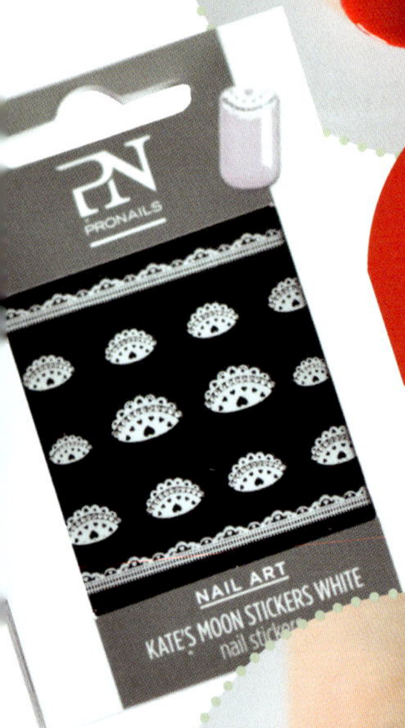

Mond mit Spitze

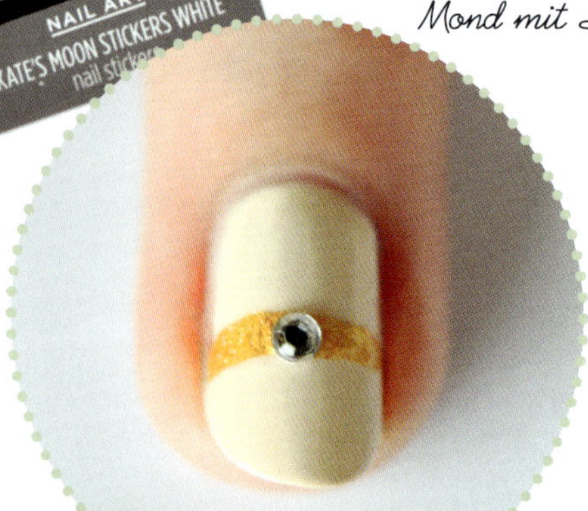

Ringe

Zu einer Traumhochzeit gehört: richtig, ein Ring! Oder zwei! Sehr originell!

SO GEHT'S:

Lackiere Deinen Ringfinger in einem Nude-Ton oder in einer anderen blassen Farbe. Mit Silber- oder Goldlack ziehst Du einen feinen Streifen mitten über den Nagel. In die Mitte des Streifens klebst Du einen Diamanten. Sieht überraschend echt aus.

KÜMMERE DICH REGELMÄSSIG UM DEINE NÄGEL. SCHÖN GEPFLEGTE HÄNDE UND EIN WUNDERSCHÖNER RING ... EIN WAHRER GLÜCKSMOMENT!

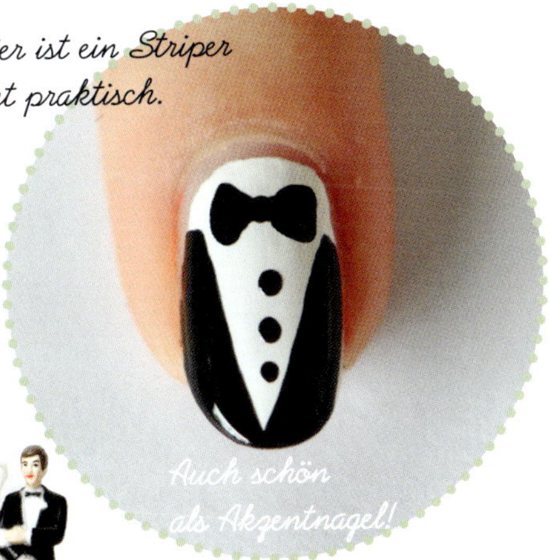
Hier ist ein Striper echt praktisch.
Auch schön als Akzentnagel!

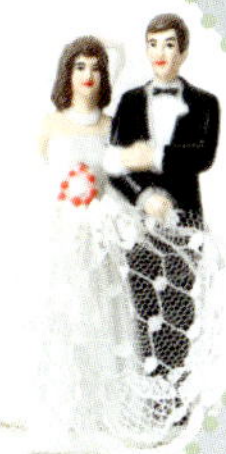

Smoking-Nägel

Da kommt ... der Bräutigam! Wenn Du es etwas verspielter magst, dann ist das genau Dein Design.

SO GEHT'S:

Lackiere Deine Nägel weiß. Ziehe anschließend mit schwarzem Lack und einem Dotting-Pen zwei feine Linien, die an der Spitze zusammenlaufen. So entsteht ein weißes Dreieck. Die Außenflächen malst Du schwarz aus. Tauche den Stift nochmals in den schwarzen Lack und tupfe zwei oder drei kleine Punkte in das weiße Dreieck. Zeichne eine schwarze Schleife an den Nagelrand. Wow!

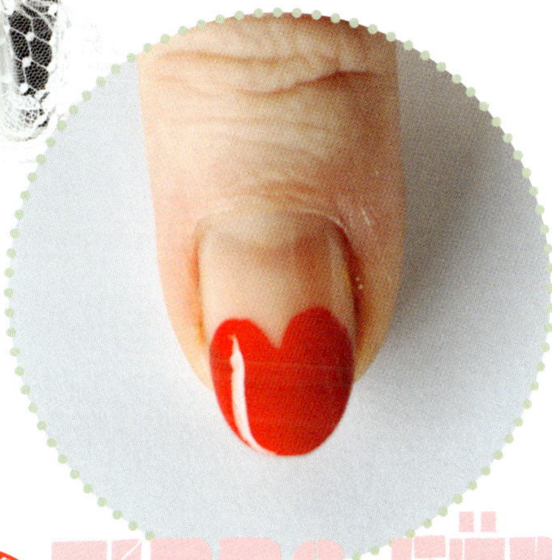

Nail-Art mit Herz

Sag's mit Herz!

SO GEHT'S:

Dein großer Tag rückt näher ... Trage einen Base Coat auf und lasse ihn trocknen. Male mit einem klassischen roten Nagellack an der Nagelspitze ein Herz auf. Dazu ziehst Du mit dem Pinsel des Nagellacks zuerst einen Bogen von der Mitte nach rechts und dann noch einen von der Mitte nach links. Die Innenfläche des Herzens füllst Du mit dem roten Nagellack.

TIPPS FÜR DIE BRAUT

• GelColor! Ein langhaftender Lack, der mindestens zwei bis drei Wochen auf den Nägeln bleibt. Hochzeit und Flitterwochen mit perfekten Nägeln. Vereinbare einen Termin mit Deinem Nagelstudio und lasse Dich verwöhnen!

• Gepflegte Hände sind an Deinem großen Tag ein absolutes Muss. Plane zwei bis drei Tage vor der Hochzeit einen echten Verwöhntag in Deinen Kalender ein. Pflege rechtzeitig Hände und Nägel; die Nägel lackierst Du am Abend vor der Hochzeit. Dann hast Du am Tag selbst keinen Stress damit!

• Gib Deinem Design einen persönlichen Touch! Etwa ein Detail Deines Kleids, Glitzer vom Schuh oder ein Farbton, der sich in Deinem Outfit wiederholt. Diese kleinen Extras machen Deinen Look einzigartig!

• Nägel schon lackiert? Überziehe sie auf jeden Fall mit einem härtenden Top Coat. Und wenn doch mal was abbricht? Packe als Reserve ein Fläschchen Nagellack in Deine Handtasche. Dann kannst Du einige Stellen notfalls nachbessern. Natürliche (nudefarbene) Nägel kannst Du am Tag selbst und vor dem großen Fest mit einer Schicht Glitter überziehen = Party!

Supertipp!

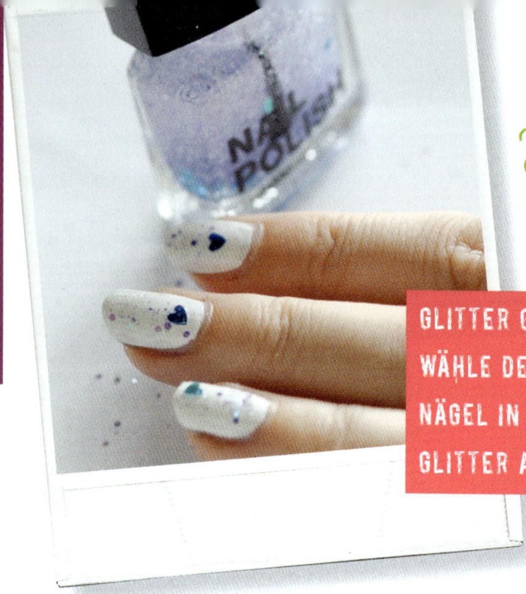

Glitzer

GLITTER GIBT ES IN ALLEN FARBEN.
WÄHLE DEINE LIEBLINGSFARBE UND GESTALTE DIE NÄGEL IN DEINEM EIGENEN STIL.
GLITTER ALL THE WAY!

Glitzernagellack selbst machen

DAS GLÜCK STECKT IN DEN KLEINEN DINGEN, wie etwa in einer Flasche Glitzernagellack. Mit diesem praktischen Tipp machst Du im Handumdrehen Deinen eigenen Glitzerlack. Das Fest kann beginnen!

DU BRAUCHST:

- Klarlack
- Glitter
- 1 Blatt Papier

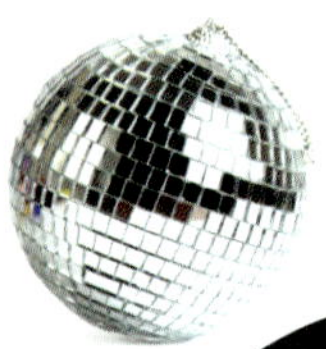

SO GEHT'S:

Wähle aus verschiedenen Glittersorten Deinen Favoriten. Kombiniere Glitzerstäbchen mit Sternen oder Herzchen und etwas Glitzerstaub: Alles ist möglich! Schneide ein Blatt Papier in zwei Hälften und streue den Glitter auf eine Hälfte. Rolle die zweite Papierhälfte zu einem Trichter auf. So kannst Du den Glitter in das Fläschchen mit Klarlack füllen. Drehe den Verschluss gut fest und schüttle das Fläschchen vor Gebrauch. Glitzer mit Glanz!

- TIPP -

Kaufe günstigen Klarlack. So kannst Du verschiedene Glitzer-Kombinationen für wenig Geld testen. Trage zum Schluss immer einen Top Coat in besserer Qualität auf.

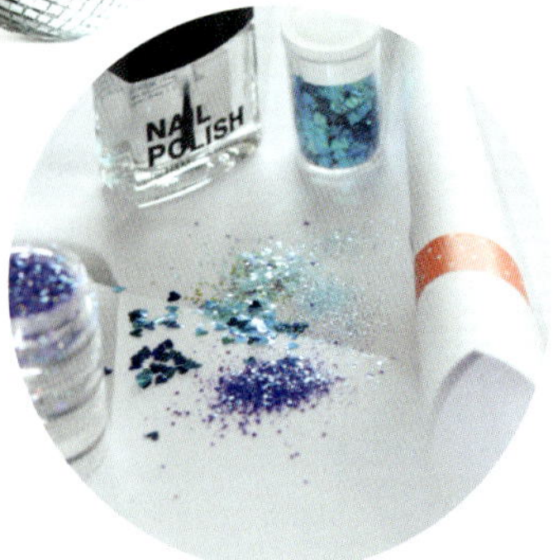

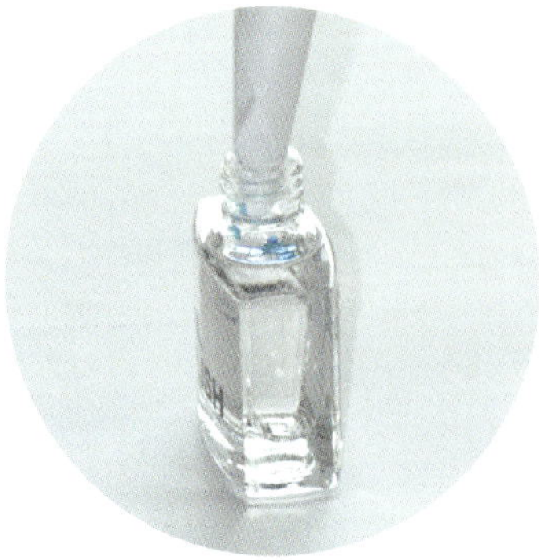

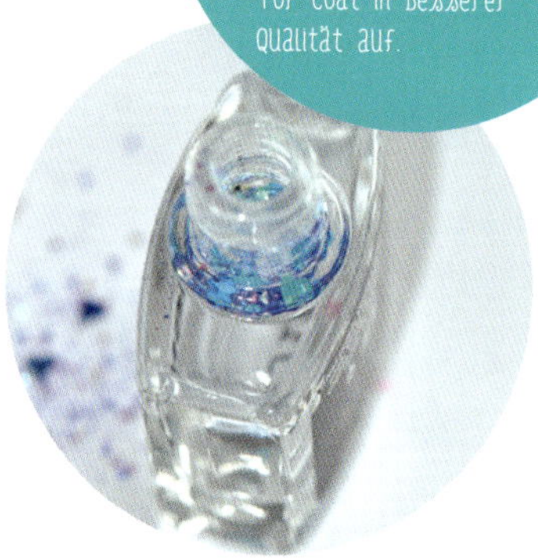

10 x Glitzernägel

WILLST DU ETWAS NEUES AUSPROBIEREN? Dann ist Glitter die Lösung. Glitter schmückt Deine Nägel und kreiert einen völlig neuen Look. Glück im Handumdrehen - denn bei so viel Glitter kommt gute Laune auf. Probier's gleich aus! Du kannst eine Schicht Glitter auf den ganzen Nagel auftragen. Wenn's noch etwas mehr sein soll, entscheide Dich für eine dieser Deko-Ideen!

SO GEHT'S:

Glitter um Glitter

Hast Du schon mal daran gedacht, nur den Glitter (vom Glitzernagellack) aufzutragen? Dann gieße etwas Glitzernagellack auf ein Blatt Papier. Mit dem Zahnstocher oder dem Dotting-Pen nimmst Du etwas Glitter auf und setzt nur ihn auf Deinen Nagel. Mit etwas Geduld kreierst Du ein ausgefallenes Design!

Glitzerrand

Lackiere Deine Nägel mit einem normalen Glitzernagellack, vermeide dabei möglichst großen Glitter. Lackiere anschließend die Mitte des Nagels und die Fläche rund um das Nagelbett mit einem farbigen Nagellack, bis nur noch ein Glitzerrand übrig bleibt. Oder lackiere den ganzen Nagel in einer Farbe und lasse ihn trocknen. Streiche dann einen Base Coat auf den Nagel. Trage mit einem Pinsel zusätzlich Glitter auf. Probiere beide Techniken aus und entscheide dann selbst, welche Dir mehr liegt.

Ombre mit Glitter

Das passt immer! Siehe Seite 46.

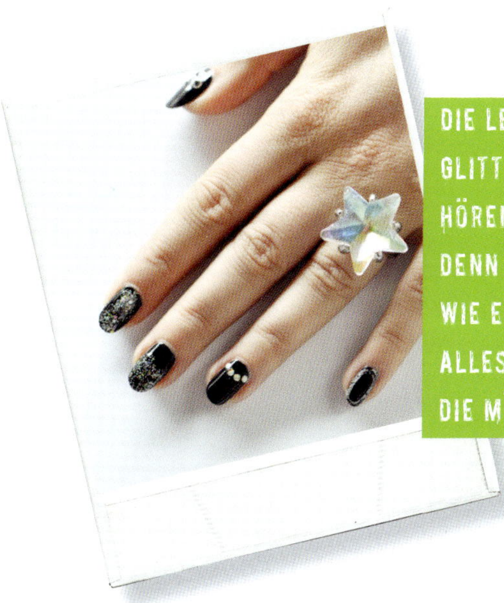

DIE LEUTE DENKEN IMMER SOFORT AN GLITTER, WENN SIE MEINEN NAMEN HÖREN. WAS IST AUCH NAHELIEGENDER, DENN ICH LIEBE GLITTER ÜBER ALLES! WIE EINE ELSTER! DIE FLIEGT AUCH AUF ALLES, WAS GLÄNZT. MEINE NÄGEL? DIE MÜSSEN GLITZERN (AM BESTEN IMMER!).

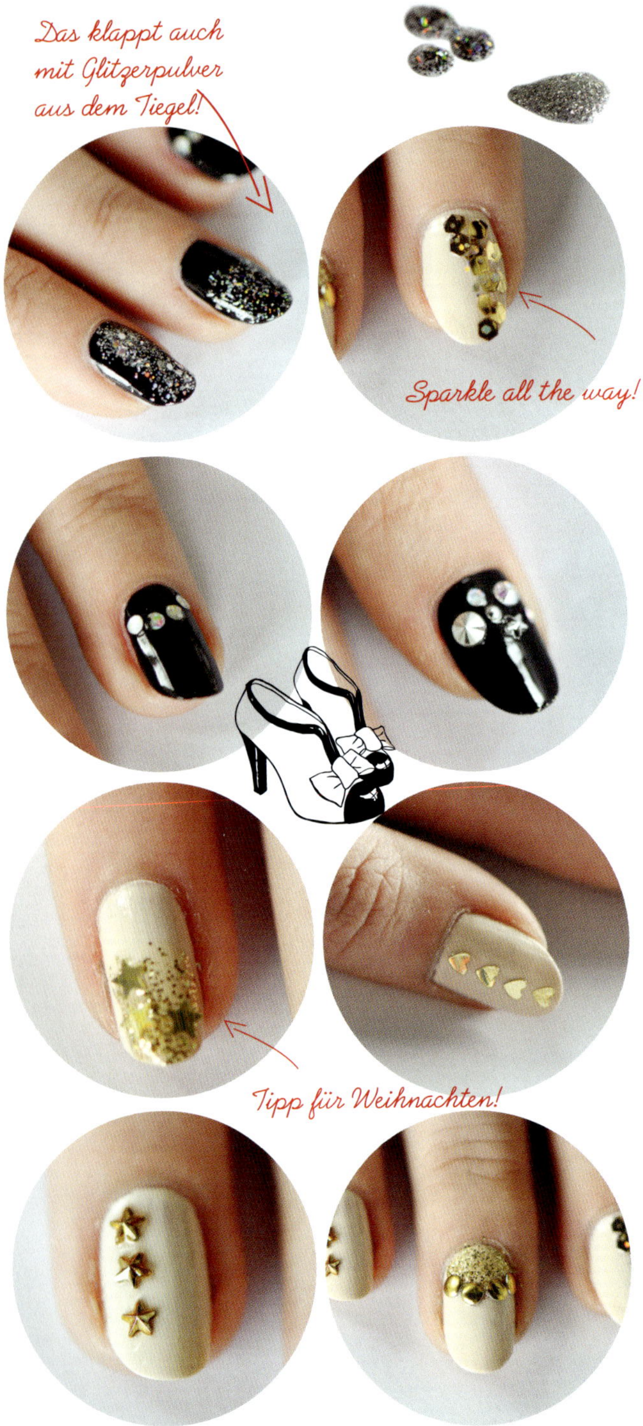
Das klappt auch mit Glitzerpulver aus dem Tiegel!
Sparkle all the way!
Tipp für Weihnachten!

Glitter mit Farbe

Diese Technik haben wir schon kennengelernt: Lackiere den Nagel in einer Farbe. Trage mit dem Lidschattenpinsel eine zweite Farbe auf. Wenn der Nagel trocken ist, kannst Du noch etwas Glitter über Dein Design streuen. Oder Du arbeitest mit Blattgold.

Goldglitter

Mittlerweile besitze ich jede Menge Glitzernagellack. Mein Favorit: großer Goldglitter. Der ist total vielseitig. Ersetze die Nieten durch Glitter und kreiere Dein eigenes Design. Glitter = Fun!

Glitter & Steine

Mische bunten Glitter mit farbigen Steinen und verteile alles auf den Nägeln. Ein großartiges Spektakel!

Glitter & Nieten

Lackiere die Nägel in einem Nude-Ton. Gib vorsichtig etwas Glitzernagellack unter den Nagel. Setze einen größeren „Diamanten" in die Nagelmitte und kleinere Nieten links und rechts an die Außenseite. Schöne Kombination, oder?

In einer Reihe

Nimm gleich großen Glitter und setze ihn in Reihen auf Deine Nägel. Kein Fan von Glitter? Mit Nieten geht es auch! Verdammt cool!

Glitzersterne

Nachdem Du Deine Nägel in einer Farbe lackiert hast, kannst Du Glitter-Ombre auf die Nagelspitze geben. Verziere das Design mit einigen großen Glitzersternen.

Glitzer-Fantasien

Ob nun Glittermond oder hier und da ein paar Steinchen: Glitter macht immer Spaß! Das Einzige, was Du brauchst, ist eine doppelte Portion Fantasie. Viel Spaß beim Lackieren!

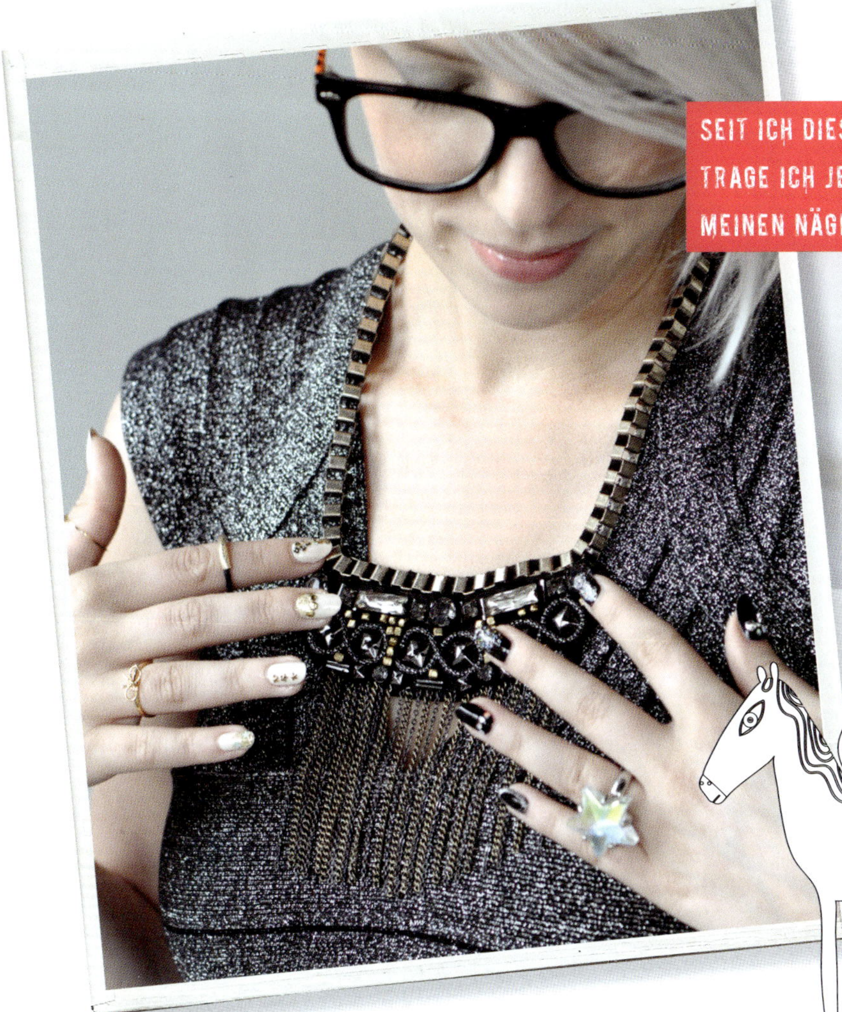

SEIT ICH DIESEN TRICK BEHERRSCHE, TRAGE ICH JEDEN TAG GLITTER AUF MEINEN NÄGELN.

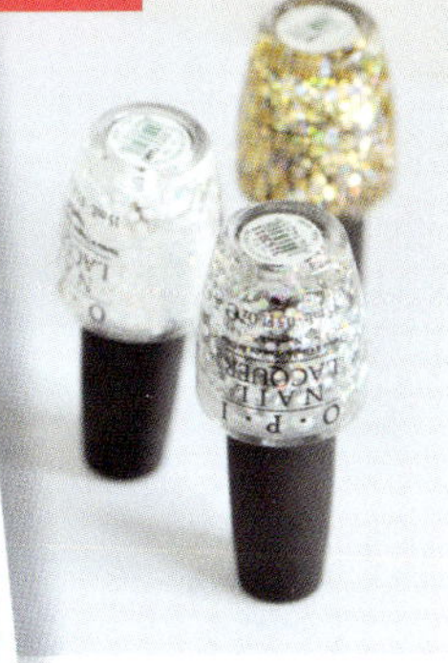

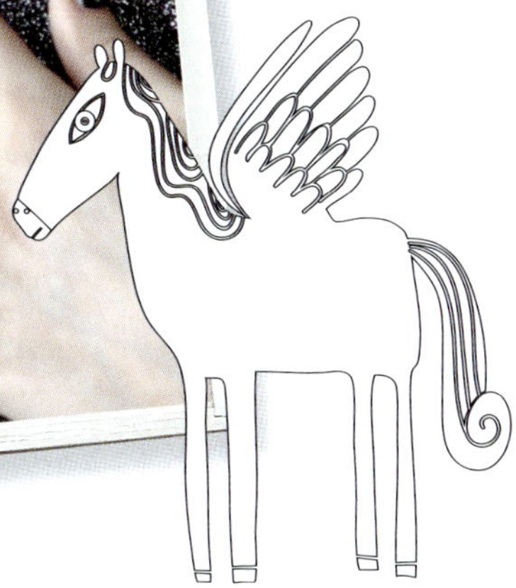

Glitter entfernen

WER GLITTER AUF DEN NÄGELN LIEBT, der weiß, wie lästig es ist, ihn wieder zu entfernen, wenn man die Nägel neu lackieren möchte. Doch da gibt es einen einfachen Trick. Super, oder?

DU BRAUCHST:

- Frischhaltefolie
- 10 Wattepads
- Nagellackentferner (mit Aceton)
- Handcreme

Die perfekten Partner zum Entfernen von Glitter

SO GEHT'S:

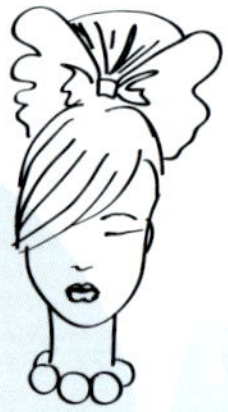

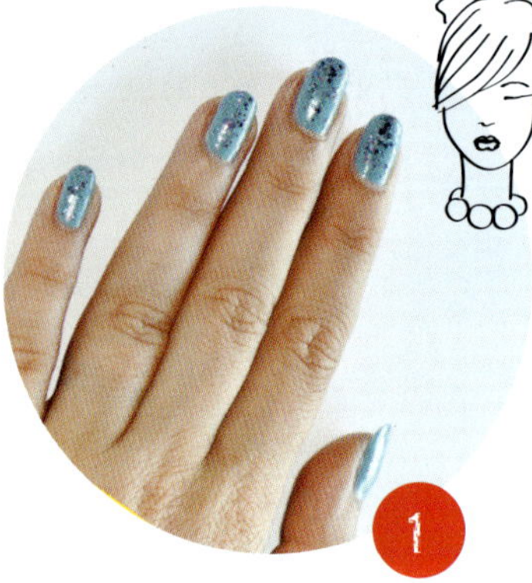

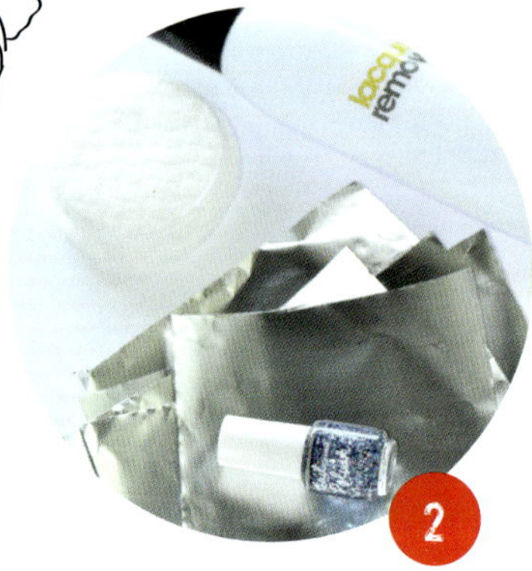

Schneide mit einer Schere zehn 5 cm große Quadrate aus der Frischhaltefolie aus. Lege jeweils ein Wattepad auf ein Stück Folie.

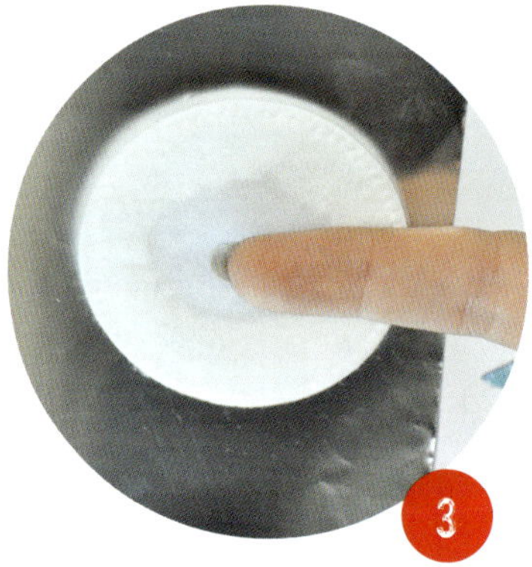

Gib etwas Nagellackentferner auf das Wattepad. Lege Deinen Finger umgedreht (mit dem Glitter nach unten) auf das Wattepad und drücke ihn fest.

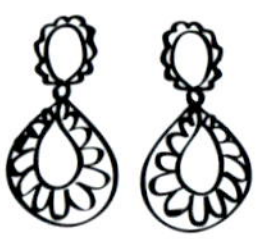

It's magic!

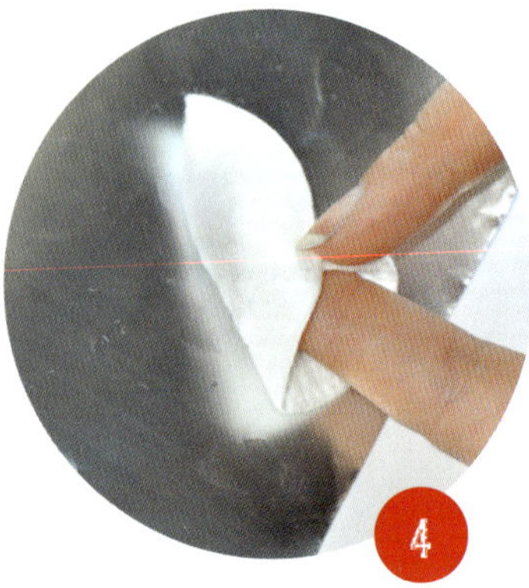

Wickle das Wattepad um Deinen Finger und halte es gut fest.

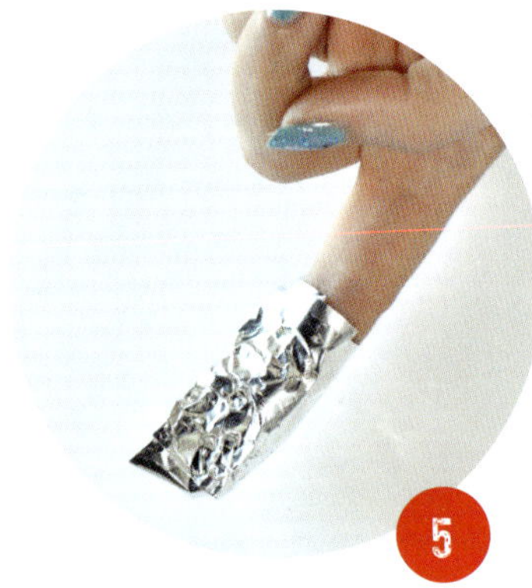

Falte die Folie zuerst von außen (oben) nach innen (unten) und verfahre links und rechts genauso. Jetzt ist Dein Finger gründlich eingepackt.

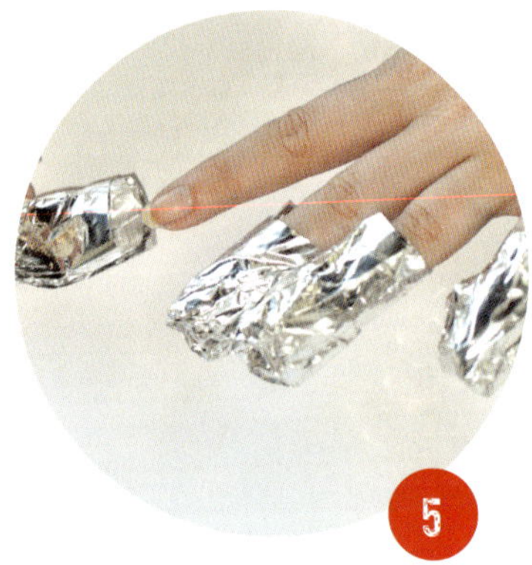

Verfahre mit den übrigen Fingern genauso. Lasse den Nagellackentferner 5–10 Minuten einziehen. Drücke die Folie noch einmal fest und ziehe sie dann mit einer Drehbewegung vorsichtig ab.

- TIPP -

Wasche gründlich Deine Hände. Entfetten ist ein absolutes Muss, bevor Du die Nägel erneut lackierst. Falls die Nägel noch lackiert sind, creme die Hände mit einer pflegenden Handcreme ein. Nagellackentferner (vor allem der mit Aceton) trocknet die Hände schnell aus. Deshalb ist gute Pflege unerlässlich!

So entfernst Du Nagellack: Gib reichlich Nagellackentferner auf einen Wattepad. Lege dieses auf die Nagelplatte und lasse den Nagellackentferner kurz einziehen. Drücke das Wattepad leicht an und reibe nun den Nagellack vorsichtig ab. Du solltest möglichst nicht zu kräftig reiben, sonst beschädigst Du den Nagel.

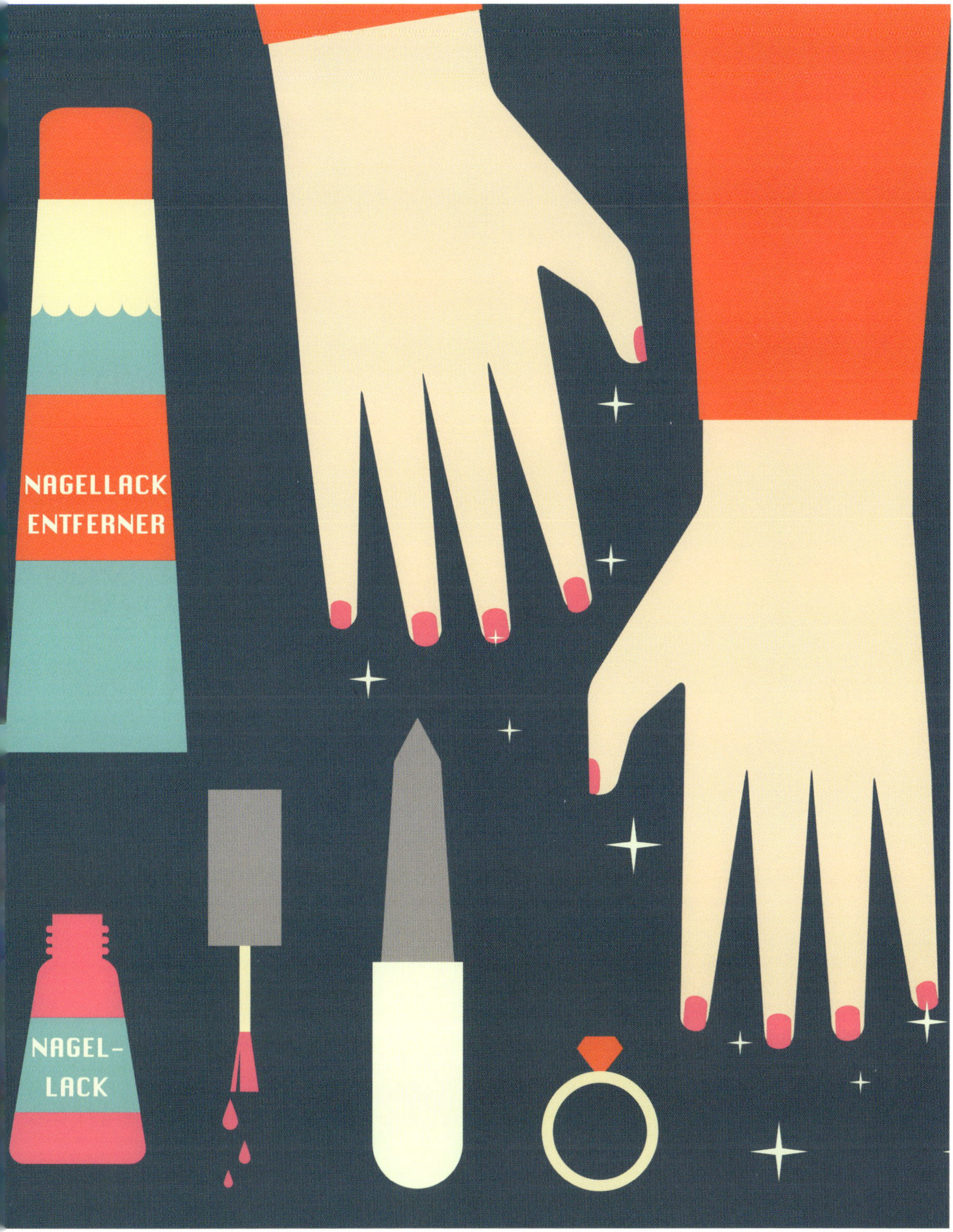
NAGELLACK
ENTFERNER
NAGEL-
LACK

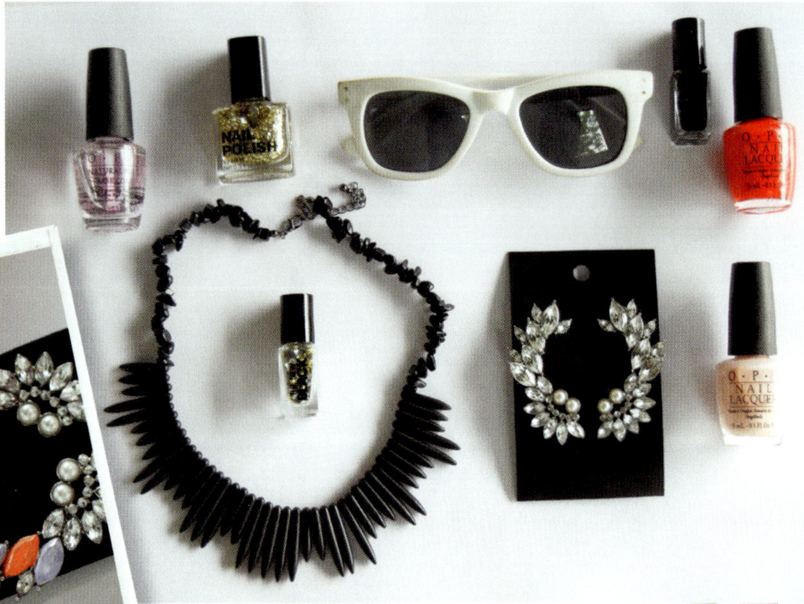

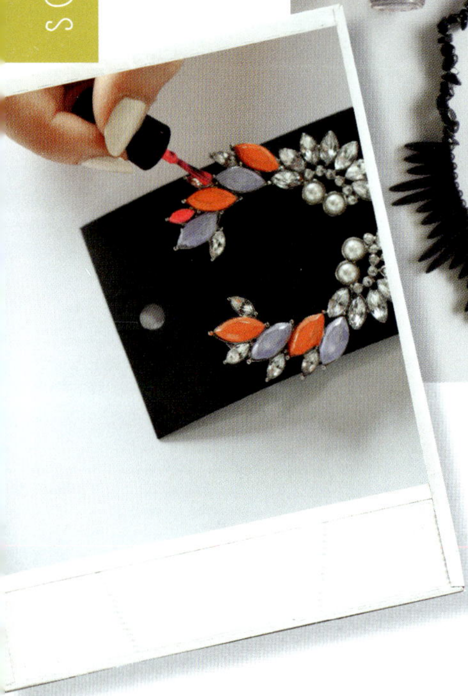

Schmuck-Nail-Art

NAGELLACK GIBT NICHT NUR DEINEN NÄGELN EINEN NEUEN LOOK, sondern ist auch sonst ein tolles Hilfsmittel ... Was hältst Du davon, (alte) Schmuckstücke aufzupeppen? Wunderschön!

DU BRAUCHST:

- 1 (ALTE) HALSKETTE/OHRRINGE
- NAGELLACK

- TIPP -

Vor allem Pastelltöne oder Neonfarben eignen sich super. Du kannst auch beide kombinieren. Trau Dich!

Halskette: aus alt wird ... originell

Nimm eine alte Halskette oder ein Paar Ohrringe und lege sie auf ein Blatt Papier oder ein Stück Plastik. Wähle einige Nagellackfarben aus, mit denen Du Deinen Schmuck aufpeppen möchtest. Fertig? Streiche dann vorsichtig mit dem Pinsel (Deines Nagellacks) über die Schmuckstücke und lasse den Lack trocknen. Trage anschließend noch eine zweite Schicht auf.

Verzieren mit Glitter

DU BRAUCHST:

- 1 Halskette oder 1 Armband
- Base Coat
- Glitter oder Glitzernagellack

Wer Glitter liebt, der wird auch diese Do-it-yourself-Tipps lieben. Suche Dir eine Halskette oder ein Armband mit coolen Spikes heraus und lackiere den unteren Rand mit Glitzernagellack. So kreierst Du den bekannten Ombre-Effekt. Diese Technik verwandelt nicht nur Deine Nägel, sondern auch alte Schmuckstücke in wertvolle Unikate!

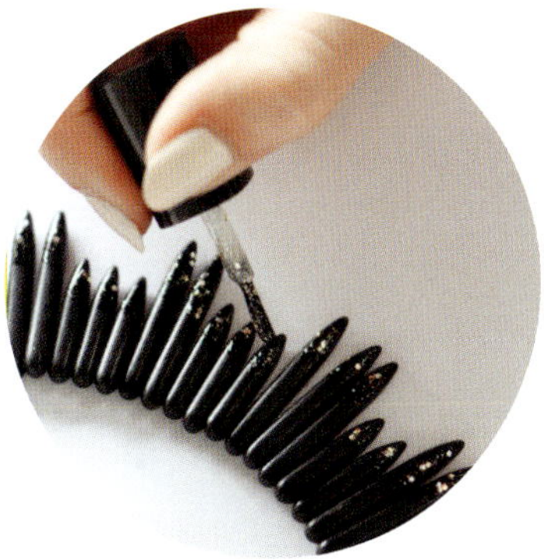

- TIPP -

Du hast keinen Glitzerlack, dafür aber einen Tiegel mit Glitter? Dann trage etwas Base Coat auf und tauche die Enden in den Glitzer-Tiegel. Wetten, dass Du gar nicht mehr aufhören möchtest!

Warum peppst Du nicht mal Deine Sonnenbrille auf? Lackiere einige Nieten mit Deinem Lieblingsnagellack und klebe sie auf die Brillenfassung. Cool!

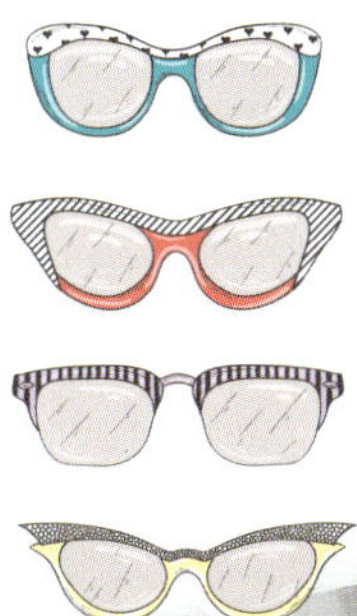

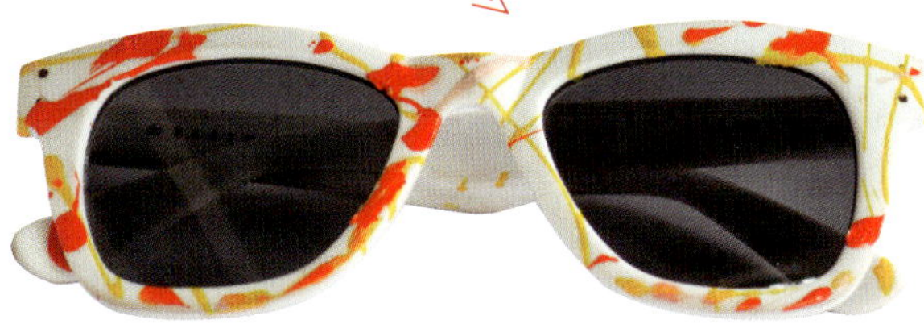

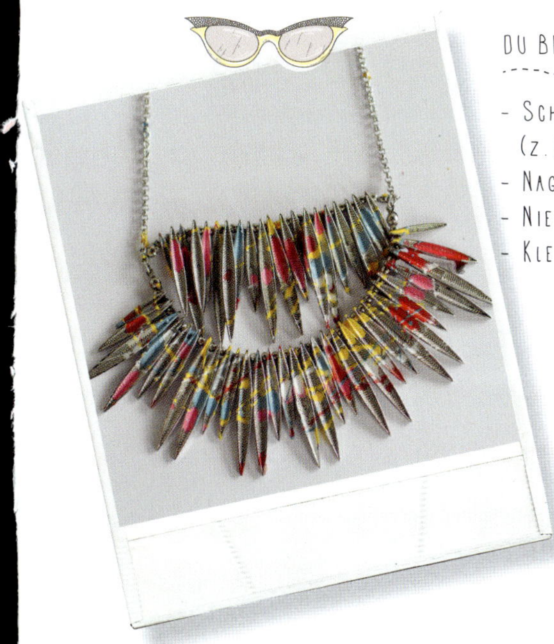

DU BRAUCHST:

- Schmuck (z. B. Kette)
- Nagellack
- Nieten
- Klebstoff

Coole Kette

Bevor Du anfängst, solltest Du die Arbeitsfläche gut abdecken. Nagellack lässt sich nämlich nicht so einfach entfernen. Also Achtung! Lege die Kette auf ein Stück Zeitung oder in eine Plastikschüssel und tröpfle etwas Lack darüber – sowohl von links nach rechts als auch von oben nach unten. Gieße nicht zu viel daneben. Einige Tropfen hier und da geben Deinem Entwurf eine verspielte Note.

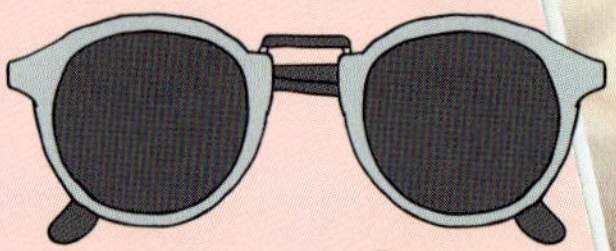

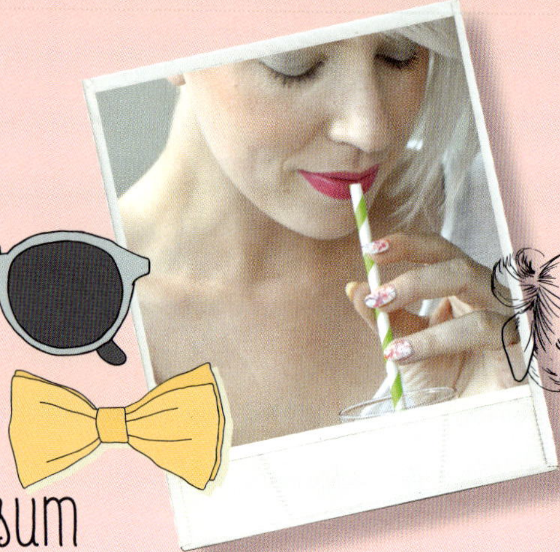

Impressum

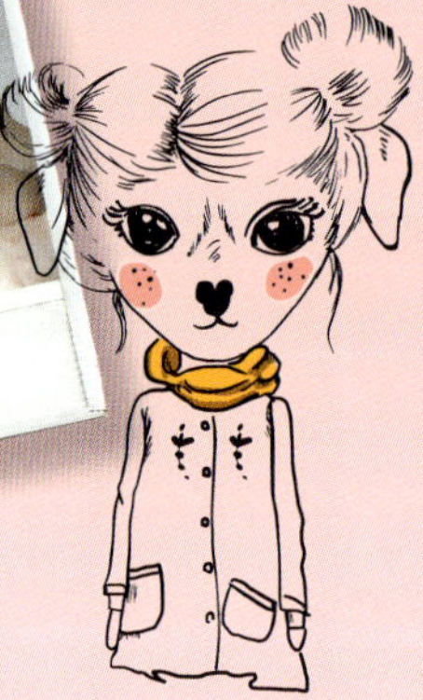

Bibliografische Information der Deutschen Bibliothek.

Die Deutsche Bibliothek verzeichnet diese Publikation in der deutschen Nationalbibliografie.
Detaillierte bibliografische Daten sind im Internet über http://www.d-nb.de/ abrufbar.

EIN BUCH DER EDITION MICHAEL FISCHER

1. Auflage 2014

Erstveröffentlicht bei Lannoo

Titel der Originalausgabe:
Happy Nails

Aus dem Niederländischen übertragen von Birgit van der Avoort
Satz: Bernadett Linseisen

ISBN: 978-3-86355-213-8

Printed in Slovakia

www.editionfischer.de